愛と喜びに包まれる「フラワーエッセンス」

河津美希 著

セルバ出版

はじめに

フラワーエッセンスというと、多くの方から「あぁ、いい香りがするものですね」と間違えられます。

「フラワーエッセンスは飲むものです」と答えると「えっ、飲むのですか？」と驚かれます。お花を使った療法と聞くと、いい香りのするアロマテラピーのエッセンシャルオイルを連想されるようです。

そして、飲むものと聞くと薬ではないかと、また誤解されます。

フラワーエッセンスは、副作用がなく、ネガティブな感情をやさしくお掃除することができ、心に作用するものですと説明をさせていただくと、「今度は心に効くとはどういうことですか？」と質問をされるので波動の説明をします。

まず、フラワーエッセンスを飲むことに抵抗感がある方にとっては、フラワーエッセンスの波動を体内に取り込むことによって心に身体にどう作用を及ぼすか、フラワーエッセンスの歴史、安全性、波動のお話をしたほうが理解してもらいやすいようです。

自然療法に関心がある方をのぞいては、まだまだ一般の方にはフラワーエッセンスの認知度は低いように思います。そこで、少しでも多くの方にこのすばらしい療法のことをご理解いただき、実際に試していただきたいと思います。

フラワーエッセンスを飲んでさえいただければ、フラワーエッセンスがどれだけ、自分の人生に愛と希望をもたらしてくれるものかとご理解いただけると思うからです。

何かネガティブなことが起きたときも、さほど苦しむことなく、また長い間引きずらず、その現状を受け入れ、経験として、自分の望む人生を手にしていくことを後押ししてくれます。

フラワーエッセンスを知った方は、一生心強い味方を見つけることができたと思っていただいてもいいでしょう。

そこで、フラワーエッセンスを始められる初心者の方が、フラワーエッセンスへの誤解を持つことなく、そして不安を持たずに安全なものだと認識していただき、「まずは試してみようかな」と思っていただけるような想いで執筆したのが本書です。

本書の中では、実際のクライアントさん（相談者）の例をあげてご紹介しました。

また、カウンセリングをしていて多くの方に共通する悩みを例にして、カウンセリングを受けていただいたときのようなアドバイスも織り込んでいます。

巻末に参考になるフラワーエッセンスを掲載しましたので、お試しいただけたら幸いです。

平成24年7月

河津　美希

愛と喜びに包まれる「フラワーエッセンス」目次

①フラワーエッセンスって何

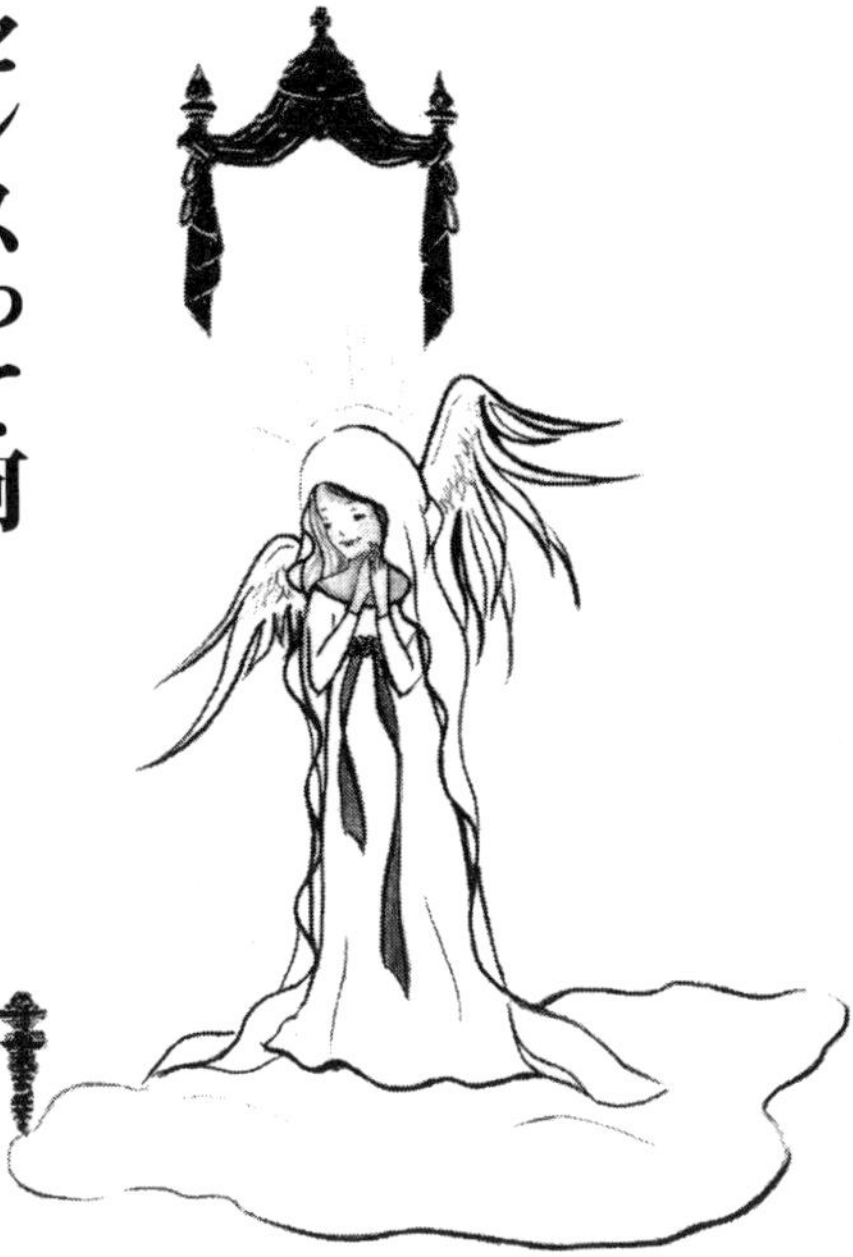

1　フラワーエッセンスって何

♡フラワーエッセンスのボトルの中身とつくられ方

フラワーエッセンスの中身は、とてもシンプルです。花、植物の波動、（エーテルエネルギー）と保存料だけが入ったものです。

花は、みんなそれぞれが違う波動を出しています。ある花は人間が悲しいときに出す波動と同じ波動を出しています。このようにいろいろな花の出す波動が私達のネガティブな感情を癒すカギとなります。

フラワーエッセンスのつくり方は、ほとんどのつくり手が花に敬意を払い、フラワーエッセンスをつくるのに花を摘んでよいか、その花に許可をとります。すると花が別の場所にもっと良い花があることを教えてくれたり、了承を得ることができます。

その時点でつくり手は花に手が触れないように注意深く摘みます。そして水の入ったボウルの中に水面全体が埋まるように花を浮かべます。それから花の浮かんだボウルに3～4時間ぐらい太陽の光をあてます。水は花の波動をチャージしてエネルギーを蓄えておくことができる性質があると考えられています。花の波動が太陽の光によって水に転写されます。

このような太陽の光を利用する方法はサンメソッド方式といわれています。

♡フラワーエッセンスは大自然の四大元素を使う

太陽の光の中には、ヒンドゥー教でプラーナと呼ばれている微細エネルギーが入っていると考えられています。それが水にも転写されると考えられます。ボウルに入れた花は時間が経つと、まるで生気がぬけたかのようにしおれてきます。花の波動が転写されてボウルの中には気泡ができます。エッセンスが完成したら、手がエッセンスに触れないように注意深く水面から花を取り出します。

でき上がった花の波動の入った水と保存料となるブランデーを50対50の割合で混ぜ合わせます。保存料のブランデーは、水中の細菌や真菌の繁殖を防ぐためです。またブランデーを入れることにより花の波動（エーテルエネルギー）を安定させているといわれています。この混ぜ合わせた物は、マザーエッセンスまたはマザーティンクチャー（母液）と呼ばれます。

次に、水とブランデーの入ったボトルの中にマザーエッセンスを数滴加えたものがストックボトルと呼ばれます。つまり市販されているものがストックボトルで、私達が目にするフラワーエッセンスです。また、ストックボトルの段階で、アルコールを保存料に使用しないブランドもあります。その場合、植物グリセリンを保存料として使用しています。口に含むと甘みを感じます。子どもやブランデーが苦手な方にいいでしょう。このようにフラワーエッセンスには花や植物の化学成分はほとんど入っていません。ストックボトルには一種類の花の波動しか入っていないシングルボトルと数種類のシングルエッセンスをブレンドしたコンビネーションボトルと呼ばれるものがあります。

フラワーエッセンスは、火（太陽）、土（植物を育む地）、風（植物に息を与える）、水（植物に必要な水と花の波動が転写）の大自然の四大元素が使われています。

2　フラワーエッセンスの間違いやすい点

♡アロマのエッセンシャルオイルやハーブティーとは違う

フラワーエッセンスは、アロマテラピー（芳香療法）のエッセンシャルオイルのように香りはしません。フラワーエッセンスというと、この点を勘違いされる方が多いです。

エッセンシャルオイルには植物の化学成分が入っているので、大人と子どもでは使用滴数が違ってきます。例えば、妊婦さんは使わないほうがよいもの、エッセンシャルオイルを皮膚に塗った後はしばらくは太陽の光を浴びないほうがよいもの、などいろいろ制限があります。

エッセンシャルオイルを使う場合は、必ずそのエッセンシャルオイルの注意事項を事前に確認することが大切です。

また、私達がお茶として飲むハーブティーもお花の抽出物を飲むのでお花の化学成分が入っています（ハーブとは香りのある植物）。

それとは引き換えにフラワーエッセンスは、つくる行程で水に花を浮かべるだけで花の化学成分がほとんど入っていません。

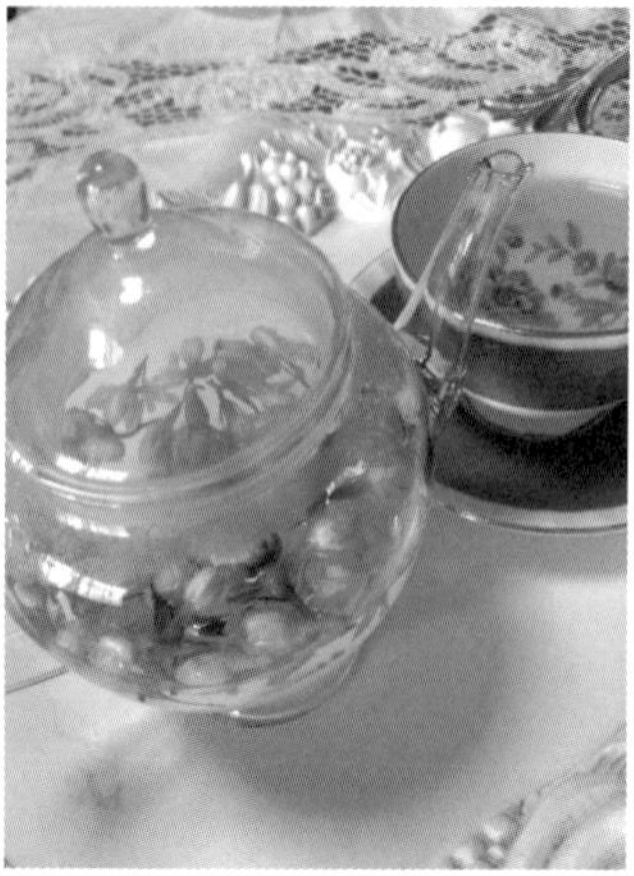

お花の化学成分を飲むハーブティー。
香り、色、味を楽しみます。

♡フラワーエッセンスは副作用・依存性がない

フラワーエッセンスは植物の化学成分がほとんど入っていないので飲む人に制限がありません。そのため赤ちゃんからお年寄りまで飲むことができます。また、緊急時や意識の失った人でも基本的には飲んでも大丈夫です。また病気の人は飲んではいけないということもありません。しかし、オーキッド（蘭）やカクタス（サボテン）のエッセンスなどの波動の高いエッセンスは注意して使ったほうがよいでしょう。

特に敏感な方は、波動の高いものはテストしてから使うことがお勧めです。また、波動が高くなりすぎないためにジェム（石）のエッセンスなどでグラウンディングをしっかりするものと一緒に取ったりすることが大切です。病気の方や妊婦さんは必ずエッセンスの説明を読んでから使用してください。特にエネルギーを流す作用のあるエッセンスは妊婦さんは飲まないように注意してください。

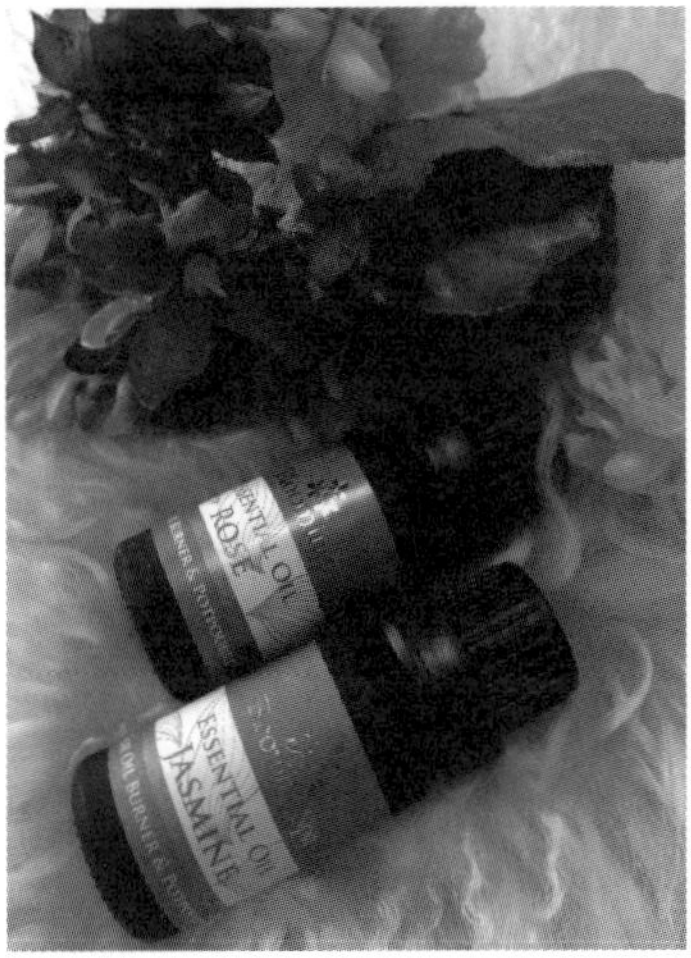

自然療法のひとつであるアロマテラピー（芳香療法）のエッセンシャルオイル。

フラワーエッセンスは副作用、依存性がない飲み物です。たとえ間違ったフラワーエッセンスを飲んだとしてもそのエッセンスを必要としていない人には何の変化、効果は現れません。

そしてエッセンスは人間だけでなく動物や植

物にも使えます。病気、元気のないとき、感情の乱れているときなど、人間にエッセンスを選ぶように選んであげてください。

♡ホメオパシーとも違う

フラワーエッセンスは、イギリスの王室でも使われているホメオパシーとも違います。波動というとホメオパシーと同じと思う方がいますが、つくる行程や理念が違います。物質的に希釈されているという点では共通しています。

ホメオパシーは似たものが似たものを治す、類似の法則に基づいています。

ホメオパシーの第一人者はクリスチャン・ザミュエル・ハーネマン博士（１７５５年～１８４３年）です。

当時の医学界ではマラリアにキナの皮が有効であることはわかっていました。ハーネマン博士は、そのキナの皮を自分で取ってみました。健康なハーネマン博士が取ると、反対にマラリアと同じ症状が出ました。しかし、キナの皮をマラリアの人に取らせると症状が改善に向かいました。

その発見から似たものが似たものを癒す原理を前提として類似の法則をまとめました。

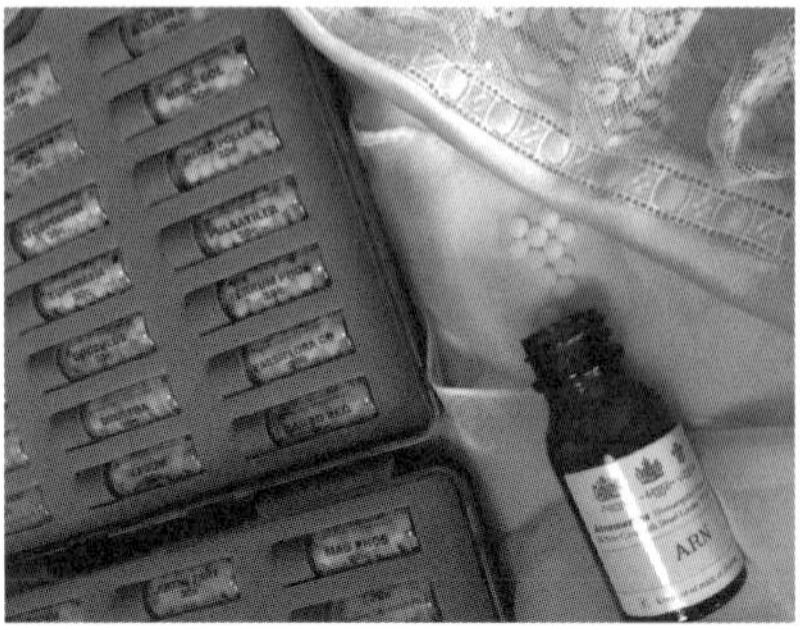

ホメオパシーのレメディ。白い小さな粒がレメディです。

ホメオパシーのレメディは希釈とサカッション（液体を振る作業）を繰り返します。この希釈率が上がる程、効果が増強すると考えられています。

フラワーエッセンスは、基本的にはホメオパシー薬のように手間のかかるサカッションはしません。マザーエッセンスから1回だけ水と保存料の入ったボトルに移されるだけです。

また、ホメオパシーは無機物からつくられることが多く、フラワーエッセンスはつくる工程で植物の生命力もエッセンスの中に含まれるでしょう。

両者を目的に沿って使い分けるといいでしょう。

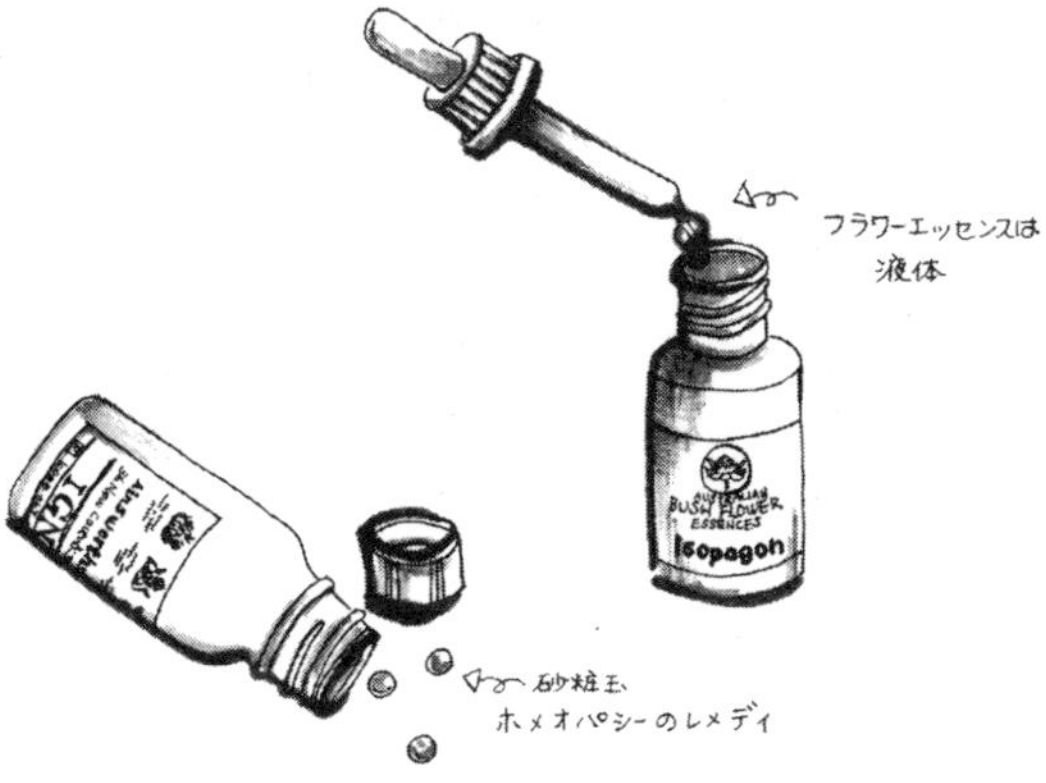

フラワーエッセンスとホメオパシーのレメディ（治療薬）の違い。

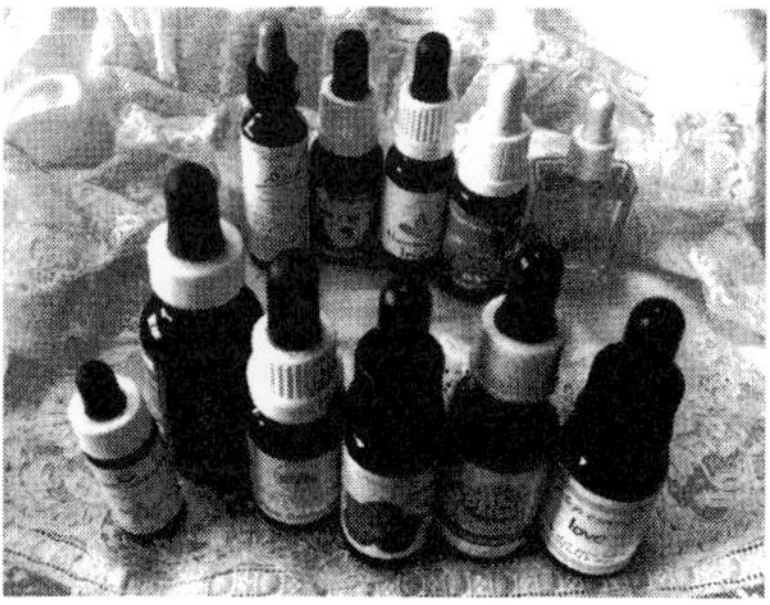
世界のフラワーエッセンス。

3　フラワーエッセンスを体系化したバッチ博士

♡フラワーエッセンス療法を考案

フラワーエッセンスを体系化したのが、今から80年程前に、英国の医師であったバッチ博士（1886年〜1936年）です。バッチ博士は、細菌学者、ホメオパシー医でもありました。

英国の医師のメインストリートと呼ばれるハーレー街の一等地にクリニックを開業していたとても優秀な医師でした。バッチ博士は皮下注射からより患者に負担の少ない経口ワクチンを開発しました。これはバッチ7大ノソードと呼ばれています（ノソードとは症病から獲得された治療物質）。

バッチ博士は31歳のとき、医学への熱心さから多忙を極め、身体を壊しました。このとき、余命3か月と宣告されます。バッチ博士はもともと敏感な体質であり、都会の生活は彼を消耗させました。その後、バッチ博士は医学界の成功を後にしてロンドンを離れます。

バッチ博士は診療を通じてもっと副作用がなく優しく作用する治療薬をハーブなどからつくりたいと思っていました。バッチ博士がエッセンスづくりに選んだ自然界の植物、樹々は毒性や害のあるものは1つも使われませんでした。

♡病気でなく患者を治療しなさいがフラワーエッセンス療法の基本

そして、エッセンスを使うのに科学的な知識や病名も関係なく誰でも使えるといっています。つまり、病名にフォーカスするのではなく、病人を中心に考えました。病人が病気によってどのような影響を受けているかをみていくことがエッセンス選びの指標になります。病気になったときの気分や性格をみていくのです。

ある人は風邪を引くと寂しがりやになり常に人に甘えたくなります。また、ある人は風邪を引くとひとりにしてほしいと思います。風邪を引いても人それぞれ反応は違います。そのときの感情に合わせたエッセンスを取ることによって治癒力を高めることができます。

例えば、風邪を引くといつも、ひとりになりたがる（バッチフラワーのウォーターバイオレット）、そして、更なる悪化を心配している人なら心配を和らげる（バッチフラワーのミムラス）、エネルギーレベルで免疫力を高めるエッセンス（ＰＨＩエッセンスのＫ９）を補給するものを選びます。

このようにエッセンスは一度に1種類から数種類まで選び飲むことができます。バッチ博士は「病気でなく患者を治療しなさい」といっています。これはブランドに関係なくすべてのフラワーエッセンス療法の基本です。

バッチ博士は、フラワーエッセンスの元になる花をみつけています。インパチェンス（短気でイライラする）とミムラス（心配する）です。その次にみつけたのがクレマティス（無関心。ぼーっとしてしまう。不注意）でした。バッチ博士はすべての治療法を破棄して最初この３つを使いながら、他のお花を探していきました。そして生涯にわたり人間の気質に合わせて38種類を発見しました。彼はヒーリングの力や直感力の能力にとても優れているだけでなく、勇気もあり強い信念の元でエッセンスを完成させ50歳という若さで使命をまっとうしこの世を去りました。

4　フラワーエッセンスと波動

♡この世に存在するすべての物には波動がある

花の波動が、どうして人間に効果をもたらすのでしょうか。

例えば、人間のネガティブな感情（悲しみ、怒り、寂しさなど）は波動（バイブレーション）です。波動を私達は目に見ることはできません。しかし確かに存在するものです。

波動やエネルギーというと聞き慣れていないと怪しく感じるかもしれません。しかし、この世に存在するすべての物には波動があります。例えば、着ている服、食べ物なども、そして私達自身にもそれぞれの固有の波動があります。

物理学的な波動を理解するには、音波、光波がわかりやすいでしょう。例えば、私達が聞いている音は音波です。音は個体、液体、気体を媒体として伝わる振動です。つまり私達が聞くことができる周波数の振動です。

色も可視光線で光波です。私達は眼の網膜の中の光学センサーである錐体細胞で色を捉えています。波長の違いがそれぞれの色として認識されています。携帯電話は電波という波動を使って通話をしています。テレビ、レントゲンに使うX線も波動やエネルギーといわれています。

量子力学の観点からみると花も原子レベルでは振動しています。そして、その分子特有の波動エネルギーを持っています。また私達の身体も肝臓は肝臓の波動、心臓は心臓の波動があります。

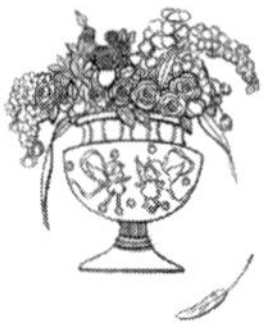

あるお花1つにしても花、葉、根では違う波動を出しています。ましてや違う種類の花はまったく異なる波動を出しています。また、命あるものが持っている生命力のような気やオーラやプラーナのようなものも波動といわれています。

例えば、フランスに咲くラベンダーと北海道で咲くラベンダーは土地や気候や水など諸々の影響で波動は違ってくるでしょう。

パワースポットと呼ばれるような場所の神社と、事故があった現場では違った波動を感じ取ることができるでしょう。

♡ネガティブな感情を持つときに出す波動を癒す波動の植物があると考えるのがフラワーエッセンス

人にたとえると怒っている人はちょっと避けたくなるような波動を出しています。いつも笑って幸せそうな人は側に行きたくなる優しい波動を出しています。

人間がネガティブな感情を持っているときに出す波動を癒す波動の植物がある、と考えられたのがフラワーエッセンスです。

人間の怒ったときと同じ波動を出している花はバッチフラワーのインパチェンス。この花のフラワーエッセンスを飲むと「あれ？　最近そう言えばイライラしてない」と穏やかに怒りの感情が消えていきます。

どんなネガティブな感情であっても、ある特定の波動エネルギーなので物質的な成分を使うより同じエネルギー同士であるフラワーエッセンスで対応して相殺するほうが効果的なのです。

5　フラワーエッセンスがもたらすレンジの幅

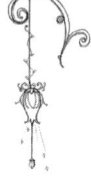

♡フラワーエッセンスのもたらすレンジの幅はとても広範囲

リチャード・ガーバー博士の著者「バイブレーショナル・メディスン」の中で紹介されている「宝石エリクシルと波動的治療」の著者であるグルダス氏によると、フラワーエッセンスのもたらすレンジの幅はとても広範囲にわたっているといっています。

フラワーエッセンスは物理的、分子生物学的レベルから高次の微細エネルギーや魂レベルに強い作用をもたらします。もちろんホメオパシー薬や宝石エリクシルの中には、このレベルぐらいに高く効くものもありますと述べています（図参照）。

＊今日では各ブランドで天使界と繋がるエッセンスもたくさん出ています。

♡フラワーエッセンスとエンハンサーとの違い

フラワーエッセンスといわれているものとエンハンサーといわれているものがあります。フラワーエッセンスと比べるとエンハンサーは波動が高くなります。フラワーエッセンスが人間の感情に影響を与えるとしたら、エンハンサーと呼ばれているものは人間の魂レベルに作用をもたらします。

「ヒマラヤンフラワーエンハンサー」のつくり手であるタンマヤ氏がフラワーエッセンスをつく

りました。すると花達がタンマヤ氏に「私達は魂の根本的な質を高め向上させるものです」と伝えてきました。悪い部分を治すためのレメディ（治療薬）でなく良い部分を高めるものです。エンハンサーは「ヒマラヤンフラワーエンハンサーズ」や「リビングトゥリーオーキッドエッセンス（LTOE）」などから出ています。

【各波動薬のレンジの幅】

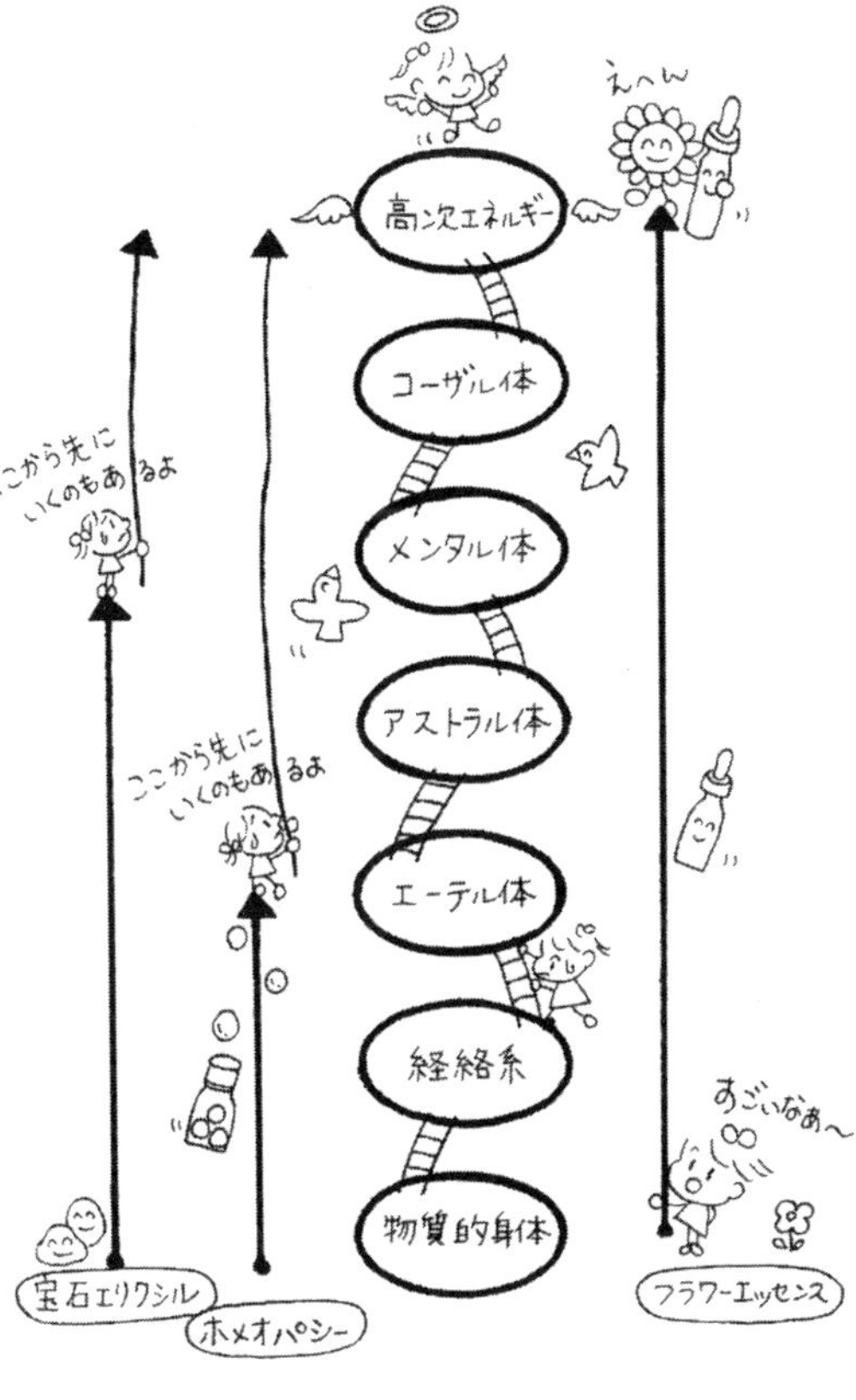

（リチャード・ガーバー著「バイブレーショナル・メディス ン」を参考に筆者作成）

例えば、LTOEの魂の浄化、マリア様の愛がキーワードのピュリティー・オブ・ソウルはエンハンサーらしい清らかな美しい波動です。

6　植物のシグニチャー

♡花の持つ雰囲気は私達の外見から性格が多少推測できるのと似ている

植物の形、サイズ、色、花の枚数、香り、手触り、育った土地、場所はその植物の性質を知る手がかりになります。

例えば、他人と距離を取りたがる人に有効なエッセンス、バッチフラワーのウォーターバイオレットは地面ではなく、水辺の他の花がいないようなところに咲きます。そして、スピリチャルティーに関わる花は紫色が多いです。また、感情面に効果がある花びらは5枚が多いです。

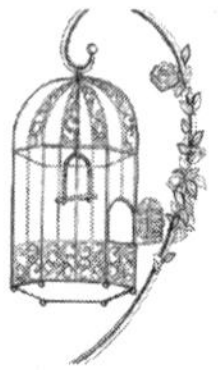

人を批判するような人にいいフラワーエッセンスの花、オーストラリアンブッシュフラワーのボーヒニアは、まるで人を侮辱するように中指を立てたような花です。

このエッセンスは職場で気に入らない人がいるときや新しい考え方が受け入れられないときに飲みます。

そして、この花の咲く木は、エッセンスのつくり手であるイアン・ホワイト氏が木を抱くのをためらったほどの木だったそうです。

これがボーヒニアの特徴を象徴しています。

また妊娠を助ける蘭のエッセンスの花は、まるで赤ちゃんの靴のような形の花です（リビングトゥリーオーキッドエッセンス（ＬＴＯＥ）のウイングメッセンジャー）。

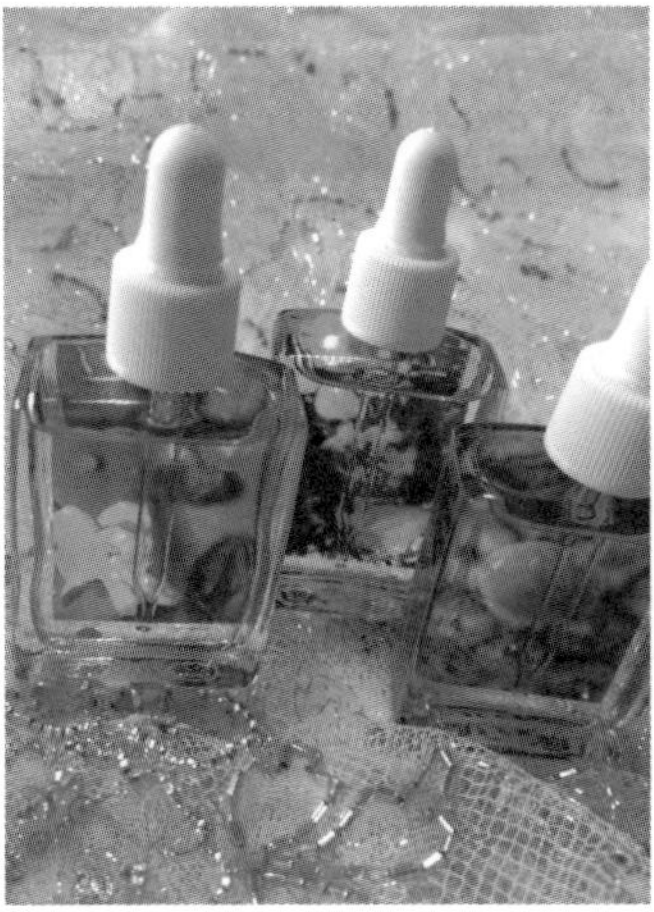

ボトルが香水瓶のような美しさのフローラコロナのフラワーエッセンス。

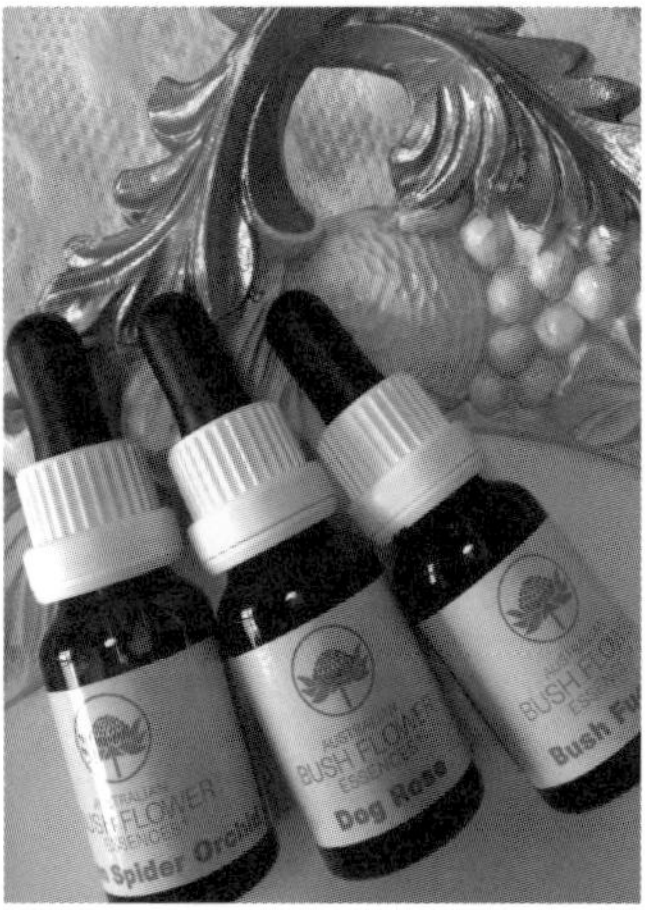

オーストラリアンブッシュフラワー。パワフルなエッセンス。

愛する人と別れて心が痛むようなときに飲むエッセンスに、ブリーディングハートがあります。

この花はハート形をしていて、そこから涙がこぼれたような白いドロップが下がっています。心が血を流すような痛みを癒してくれます。

それぞれの花の持つ雰囲気も私達の外見から、その人のことが多少推測できるのと似ています。

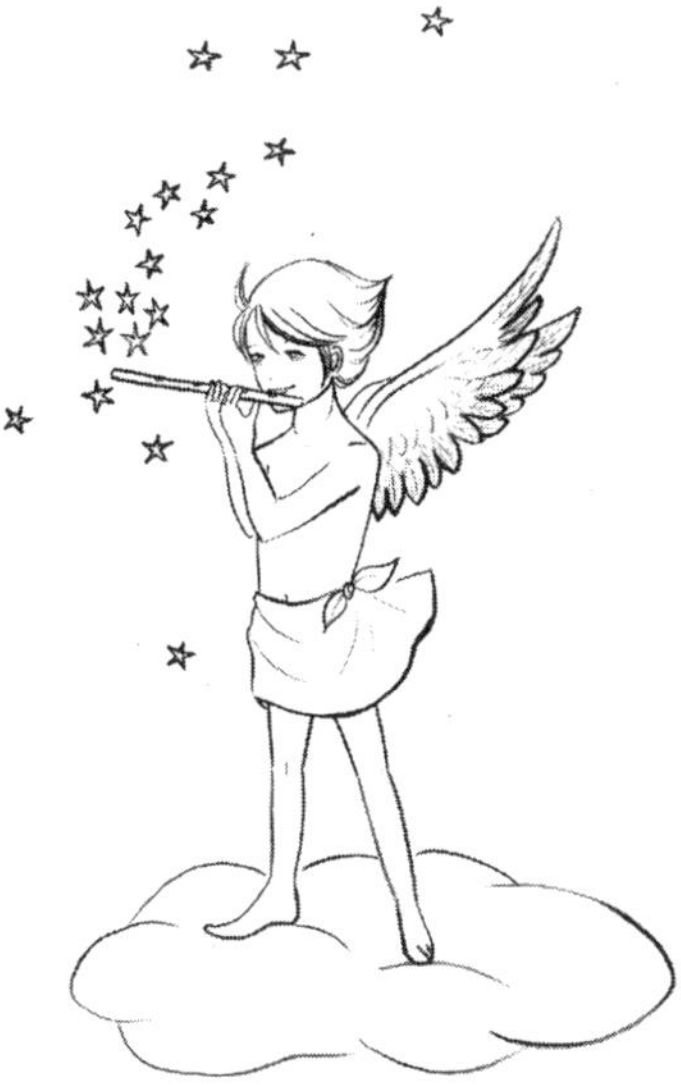

7　フラワーエッセンスは代替医療

♡フラワーエッセンスは医療ではなく医薬品でもない

フラワーエッセンスは、医薬品ではありません。医薬品と混同しないように注意してください。また、フラワーエッセンスは代替医療（ＣＡＭ）で医療ではありません。

西洋医学は対処医療といいます。病気の症状に対応して治療します。フラワーエッセンスは、病気になった元の原因があるという視点から対応していきます。

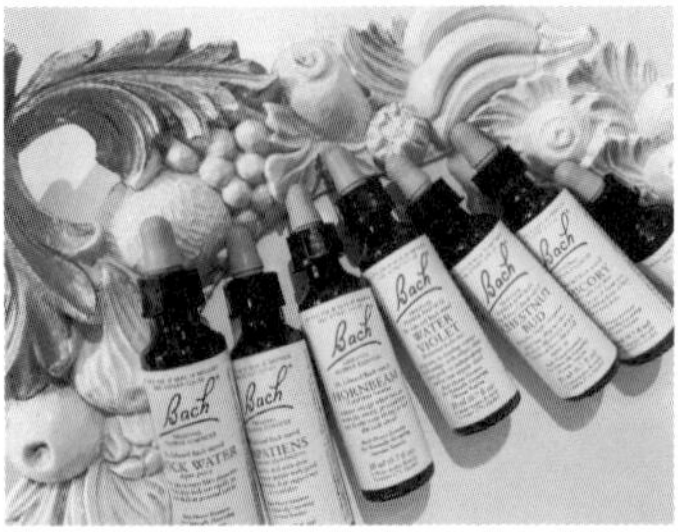

バッチフラワーのエッセンス。

フラワーエッセンスは咳が出たとすると病院で受ける診断のように、「風邪ですね。咳止めの薬を出しておきます」というようには決めません。咳が出るという症状さえも一人ひとり飲むエッセンスは違うのが普通です。咳が出るという内容なのに、日常好む食べ物のこと、仕事のこと、家族のこと、心配をしていることまで聞いたりします。

咳止めのエッセンスを出すというより咳が出るようになった心理的原因を探っていきます。そして、咳が出ることによってどんな感情を持っているかでエッセンスを選びます。

例えば、咳が出てイライラするなら、イライラを落ち着かせるエッセンスをまず取ります（バッチフラワーのインパチェンス）。

②フラワーエッセンスを使いこなす

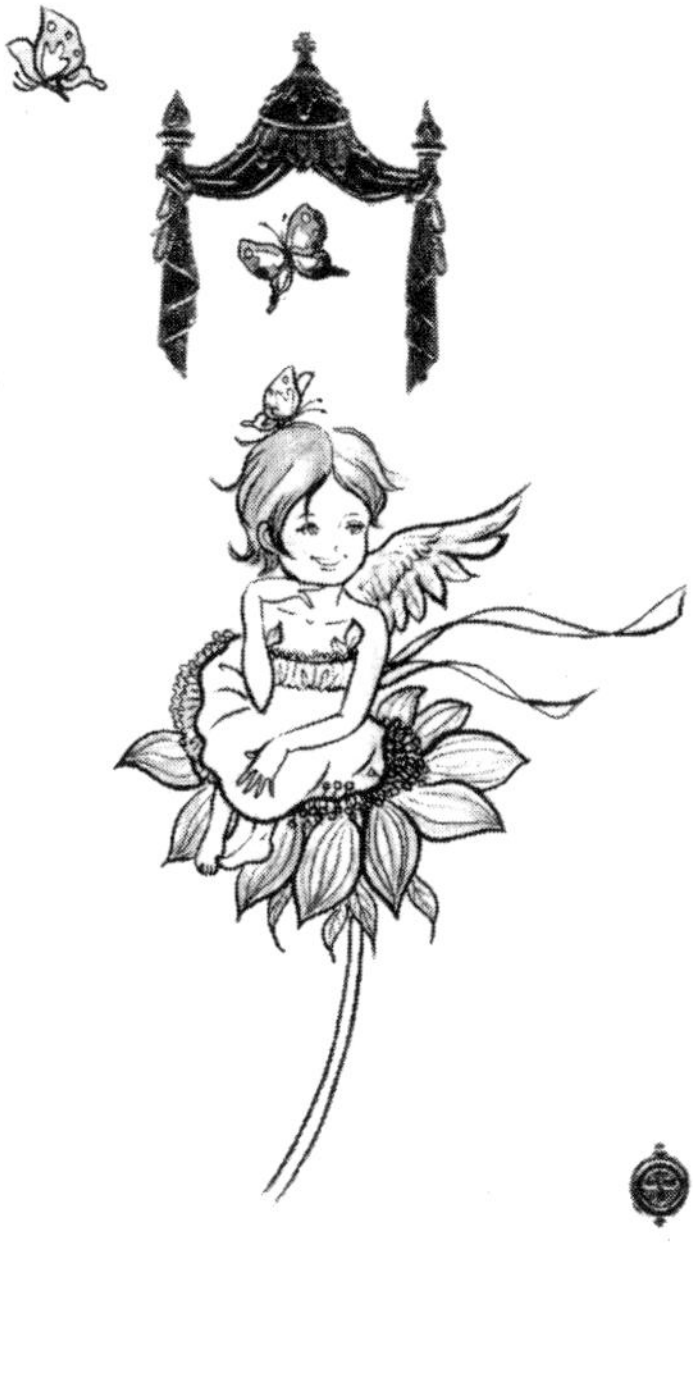

1　フラワーエッセンスを飲む前の注意

♡フラワーエッセンスの飲み方

(1)　フラワーエッセンスのストックボトル（原液）から直接、口の中に必要滴数を垂らします。
このときに衛生上、スポイドの先が舌に触れたりしないように注意してください。

(2)　ストックボトルから、水やその他の飲み物に落として飲みます。この場合、飲み物の温度は冷たくても、熱くても関係ありません。

各社フラワーエッセンスによってお勧め滴数は違います。スポイドから平均２滴から数滴です。エッセンスを飲むお勧め滴数はつくり手がリサーチを元にしたり、感性で決めています。しかし、あくまでも滴数は参考で少しエッセンスに慣れてきたら、自分の直感でエッセンスを飲む滴数を変えることもいいでしょう。滴数は目安にしてください。

エッセンスは１日に数回に分けて飲みます。

１回に飲む量は、例えばエッセンスのボトル半分を一度に飲んでも、お勧めの滴数飲んでも効果は変わりません。量よりも回数が重要です。

特に１日の始まりの朝と、１日の終わる夜、寝る前にエッセンスを取ることがお勧めです。

エッセンスを飲み込むときには数秒口の中に含んでから飲むといいでしょう。

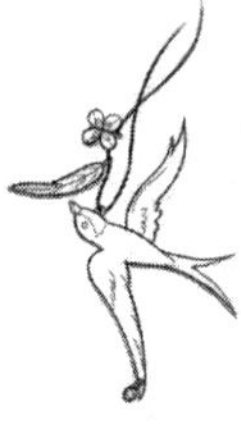

2　フラワーエッセンスを取る期間

♡通常はエッセンスを飲み始めたら２～４週間は継続

本来持っている性格、気質はストレスがかかったときにはより出やすいものです。

例えば、元々イライラしやすい人は、ストレスがかかるとそれがよけいにひどくなると考えられます。

そのような場合、性格、気質の改善は何か月間にわたり飲んだほうがいいでしょう。通常はエッセンスを飲み始めたら２～４週間は継続しましょう。するとそのときに抱えていたマイナス感情がやわらげられ、悩みが違った角度からみえてきます。そして悩みが、さほど気にならなくなります。

エッセンスを飲んだ後は、また次の課題が出てくるまでポジティブな考えが継続され快適に過ごすことができるでしょう。

緊急時の場合、緊急事用のブレンドエッセンスがお勧めです（バッチフラワーのレスキューレメディ）。

その場合は頻繁に回数を飲み症状が落ちついたら、何日も飲まずに1日だけ飲めばよいでしょう。

そして、緊急事態が落ち着くと、次の感情が出てきます。それに合わせてまた、その感情を癒すエッセンスを２～４週間くらい取ることをお勧めします。

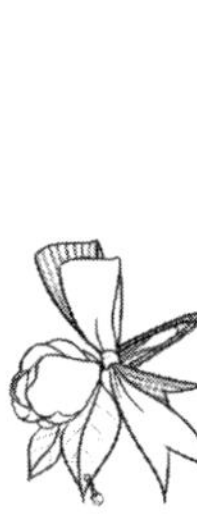

3　悩みがたくさんあるときの飲む優先順位

♡エッセンスを飲むのもプロセスがとても大事

スピリチャルな分野の本の見出しを読んでいたら、「第1章から必ず読んでください。そうでない場合は、この本の理解度の保証もできないし、このワークを進めるにはプロセスがとても大切です。それを守らない場合、不安定で不適当な体験をする可能性があり責任を持ちかねます」と書いてありました。この注意書きは、フラワーエッセンスのカウンセリングに通ずるものがあります。

まず、悩みのテーマを絞り込みその中からフラワーエッセンスを飲む優先順位を決めます。通常フラワーエッセンスを飲み始めて1つの問題がクリアーされると、新たに次のテーマが見えてきます。そのテーマを前向きに捉えている場合は心も元気でやる気が出ているときです。そのためにやりたいことや叶えたい夢などに積極的になり、自分の人生に取り組み始める方が多いです。

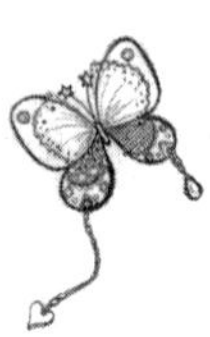

♡心のお掃除をしてよ！　先にこの問題からやってよ！　と身体の反応が出るケース

では、夢を叶えることを後押しするエッセンスを選び、再度、フィシオエナジェティックのキネシオロジーの筋肉反射テストでみていくとエッセンスを飲む優先順位が違います。「もう少しだけ心のお掃除をしてよ」「先にこの問題からやってよ」とクライアントさんの身体の反応が出る場合があるのです。

キネシオロジーは筋肉反射テストを使います。質問をするとYES、NOの結果が身体の反応で表されます。フィシオエナジェティックでの筋肉反射テストでは両腕の長さの違いでみていきます。その人にとって違うエッセンスを選ぶと左右の腕の長さが違ってきます。ある質問に対してNOの場合、筋肉連鎖がストレスを受け緊張反応として現れるのです。

例えば、彼がいない女性で、男性を魅了するエッセンスが欲しいといわれました。しかし、直感的に他の問題が強くあることを感じたので、魅了するエッセンスと問題があるだろうと感じたテーマのエッセンスの2本でキネシオロジーを使いテストしてみました。どちらも飲むことは必要と出ますが、先に飲むのは、まず過去の恋愛のトラウマのお掃除をしたほうがいいよというエッセンスでした。さらに調べてみると、彼が欲しいと思いながら実は心の深い部分では欲しくないよと矛盾があることがわかりました。恋人が欲しいけれどなかなかできない方をカウンセリングしているとよくあることです。

彼が欲しいと思っているのに長い間できない人は、このようなことがあります。

まず矛盾を修正するエッセンスを飲むのがお薦めです（ブッシュフラワーのファイブコーナーズ）。

このときはなぜ、彼が欲しくないかの原因もわかりました。自分の肉体へのコンプレックスを抱えていました。そのお話をすると、納得されてその不安があることを話してくださいました。そして、ダイエットをすることを決心されました。いつも決めても継続する力が弱くすぐ諦めてしまうそうです。そこで、一度決めたことを継続するエッセンスをブレンドしました（ブッシュフラワーのケイポック・ブッシュ）。

4　フラワーエッセンスの調合のしかた

♡トリートメントボトル（服用ボトル）のつくり方

【トリートメントボトルをつくる目的・利点】

①長期にわたって飲む場合。

　トリートメントボトルは原液（ストックボトル）とほぼ同じ効果があるといわれているのでつくると経済的です。

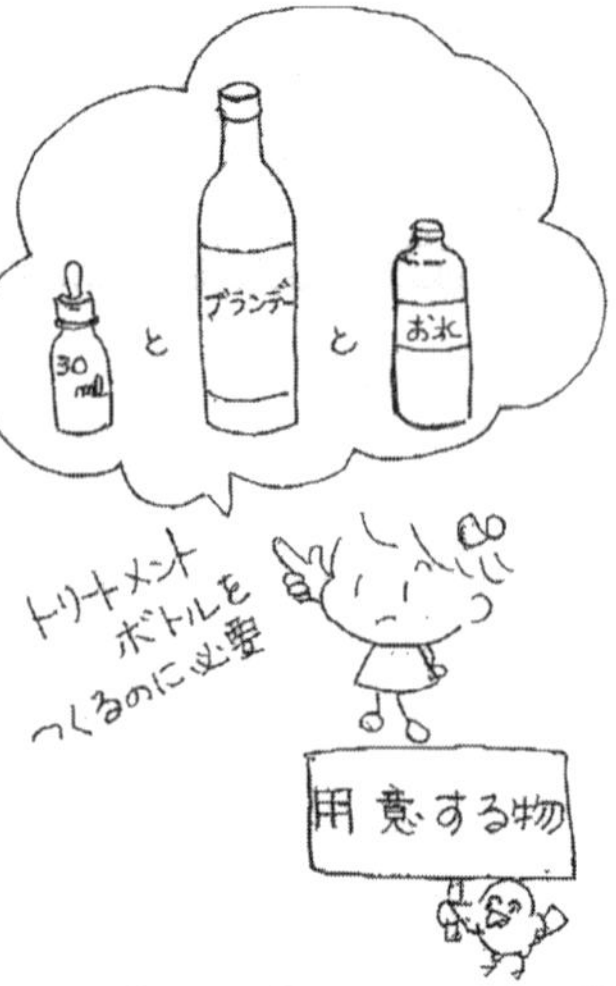
30㎖
と
ブランデー
と
お水
トリートメントボトルをつくるのに必要
用意する物

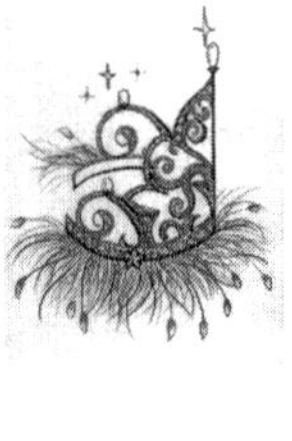

【用意するもの】

①30㎖のスポイドつき遮光瓶ボトル

②ブランデー40度以上

　アルコールが苦手な人は、植物性グリセリン、お酢を。コニャックでも代用できます。

③市販のミネラルウォーター（水道水は使いません）

【つくり方】

①30㎖のボトルに対して2割の分量ブランデーを入れます。

②フラワーエッセンスの原液からスポイドで2～4滴

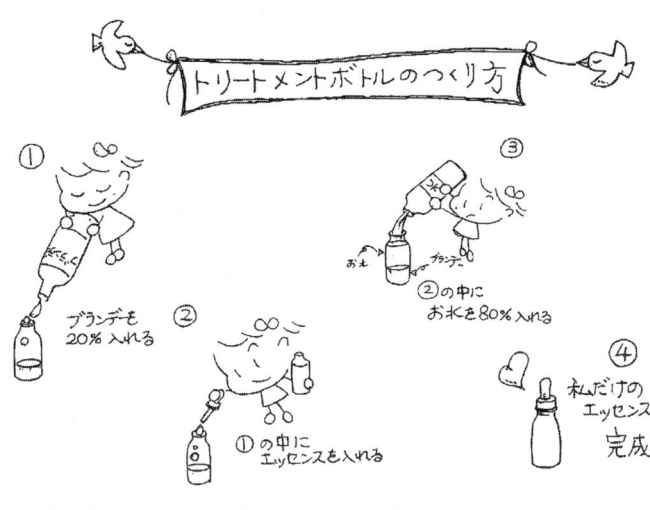

を30㎖のボトルに入れます。

③ミネラルウォーターを残りの分量8割入れます。完成です。

【注意】

①同時に混合できるエッセンスは1種類〜多くて7種類まで。できるだけシンプルなブレンドにしましょう。3〜5種類ぐらいにまとめましょう。

②複数の悩みがある場合はテーマを絞り込みエッセンスを選択します。恋愛、人間関係の悩みがあるとすれば、どちらか一番優先順位のあることにテーマを決めてエッセンスを調合します。

③エッセンスを飲み終わり、また同じボトルで別のエッセンスを調合するときはボトルを必ず煮沸消毒をします。前の波動を消すことと雑菌の予防のためにこの作業をします。

④2週間ぐらいで飲み切ってください。

⑤夏場などは衛生面での注意としてアルコールの分量を多少増やすなど調整してください。

＊急性の症状や強い感情が出たときには原液から飲むことを勧めているブランドもあります。
＊ブランドによっては原液から飲むことを勧めているブランドもあります。

⑥違うブランドの物を一緒にブレンドすることは基本的にはお勧めしません。
しかし、キネシオロジーなどで調べて、一緒にブレンドして大丈夫な場合は問題ありません。

⑦トリートメントボトルの中身がなくなってきた場合は、そこに更に水を足したりしないでください。また、トリートメントボトルからまた、更にトリートメントボトルはつくれません。

♡煮沸消毒のしかた（ボトルを再利用するために）

【用意するもの】

①スポイドつき遮光瓶ボトル
②鍋
③たっぷりの水（水道水でいいです。）
④水切りボウル
⑤タオル２枚

【やり方】

①ボトルについているプラスティックのフタからガラスのスポイドを下に向けて引きぬくとガラス部分が外れます。
②お鍋に15分程煮詰めてもなくならないぐらいの水を入れます（水の中にボトルを入れたときに、

【煮沸消毒のときに用意するもの】

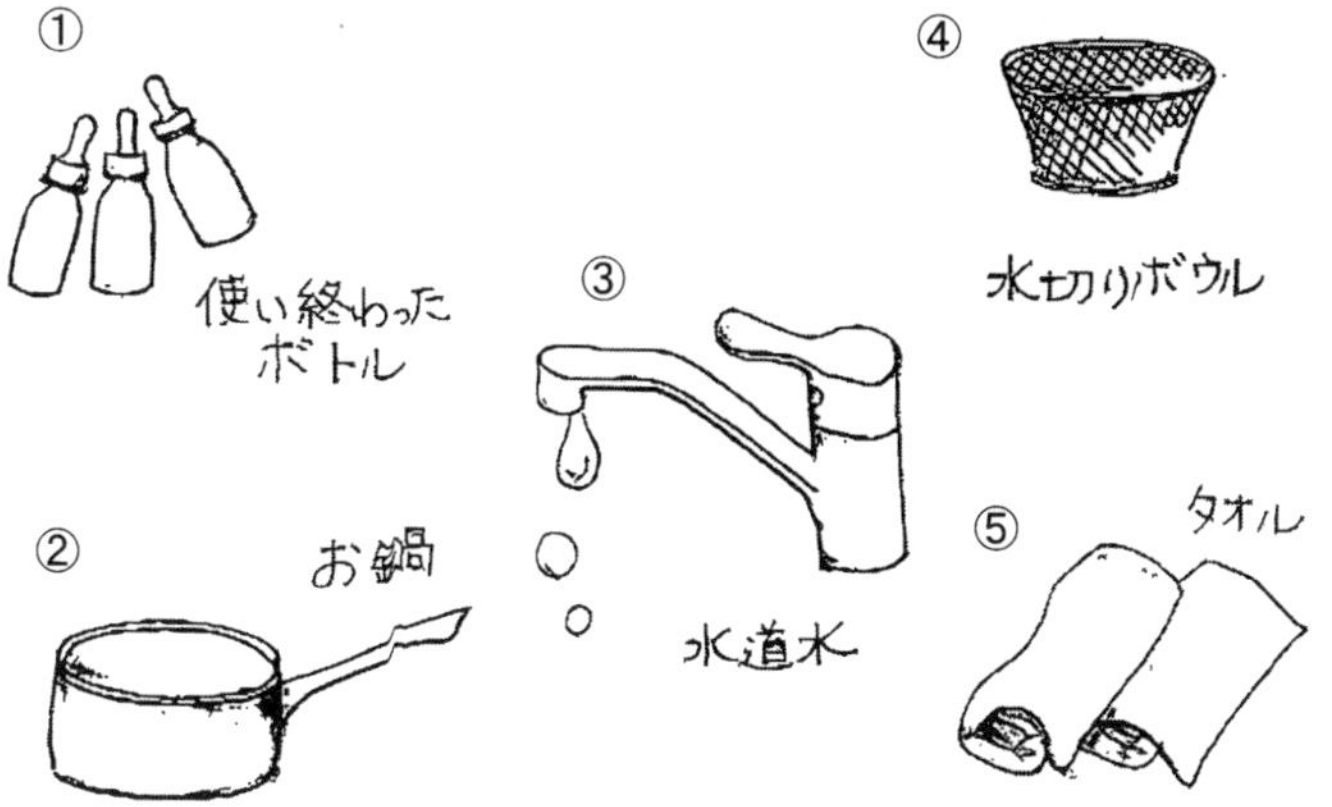

水がボトルにひたひたにかぶっているぐらい多めに入れます）。

途中で水を足すとひび割れの原因になったりしますのでボトルには水は多めに入れます。

③お鍋の水の中にボトルとガラススポイドだけを入れます。

注：ふたのプラスティックの部分とゴムの部分は入れません。

④③を15分程火にかけます。

⑤火を止める寸前にプラスティックの部分とゴムの部分を入れます。この2つはさっとくぐらせるだけです。

⑥ボトルは高温になっているので手で触れないように注意して、すぐ水切りボウルに入れて水をしっかりきります。

⑦ボトルの熱が冷めたら、スポイドやボトルに自分の手が触れないようにタオルなどを使いましょう。（エネルギーが入らないように）別のタオルの上にボトルとスポイドを並べて、しっかり乾燥するまで乾かします。

5　フラワーエッセンスの飲む以外の使い方

♡飲む以外の使い方

①お風呂の中に入れる。

入れる滴数は、標準20滴ほど。入れたら湯船のお湯を8の字を描くように1分程かき混ぜます。そして、20分程湯船の中にゆっくりつかります。身体やオーラ体にエネルギーをなじませます。

②浄化スプレーをつくる。

スプレーボトルに水を入れます。そこにフラワーエッセンス数滴を入れてスプレーをつくります。

部屋や自分のオーラに振りかけます。

喧嘩の後や会議の後や大勢の人が来た後など、場の気を変えることができます（①②ともに香りを漂わせるために一緒にアロマのエッセンシャルオイルも入れてもいいです）。

その他に、中古品やアンティークの品物のエネルギー浄化やクリスタル、アクセサリーのエネルギー浄化にも使えます。つくったスプレーは1週間程で使い切ってください。

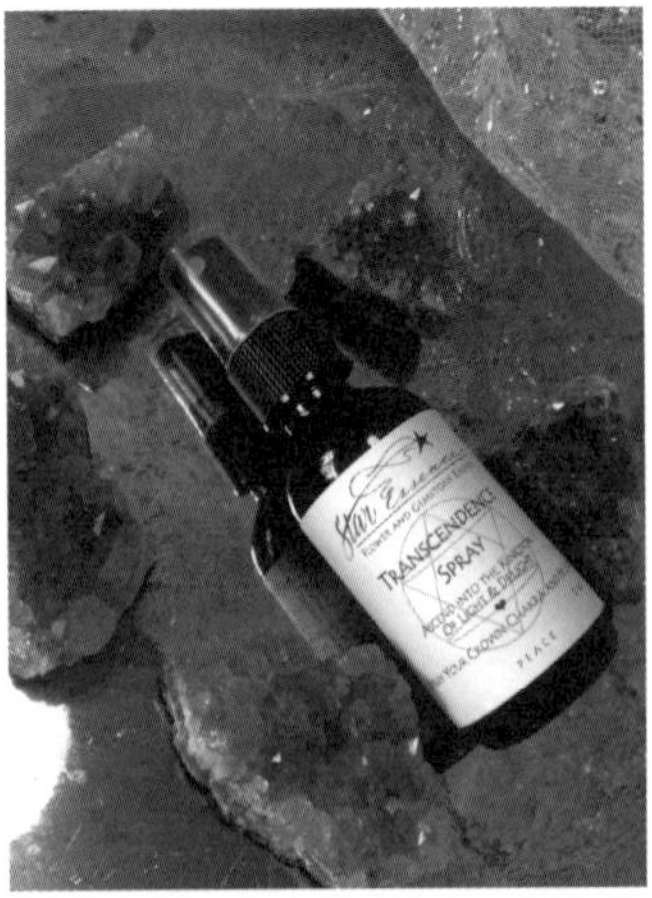

スターエッセンス。スプレータイプのフラワーエッセンスは頭の上やオーラにふりかけます。

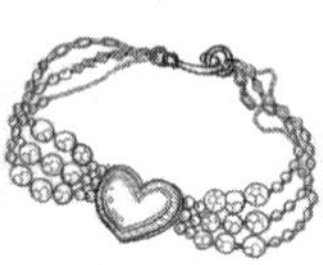

③部屋に結界をはる。
部屋の四隅にエッセンスを1滴ずつ落とします。これは部屋に結界をつくるような作用がありま
す。安全な空間ができます。自分のベッドの四隅に落としてもいいでしょう。
旅行先のホテルの部屋やベッドの四隅に落とすのもお勧めです。

④体につける。
チャクラや身体の脈の部分につけます。意識のない人は唇などに頻繁につけてあげます。

⑤化粧品やボディークリーム、ハンドクリーム、シャンプー、コンディショナーに入れます。
髪の毛の整髪料に入れます。30gにつきエッセンスは6〜10滴を目安にしてください。

⑥身につけます。
エッセンスを香水瓶つきのネックレスに入れて身につけます。(アロマのショップなどにエッセ
ンシャルオイルを入れるネックレスがあります)。またはコットンにしみ込ませてブラジャーな
どの下着に入れておきます。また、ポケットにエッセンスを入れておきます。

⑦エッセンスを寝室や目につく所に置きます。
電磁波の発生する所には置かないようにしてください。

⑧ボディーワークや治療と合わせて使います。
オイルマッサージをするときのオイルの中に入れます。フラワーエッセンスの効果とアロマのエ
ッセンシャルオイルとの相乗効果が得られ深いリラックスができるでしょう。
コットンにエッセンスを含ませて、しばらく身体のツボの部分やチャクラの上に置いておきます。

指圧、マッサージ、カイロプラクティック治療のときに身体に塗布します。

耳のツボに綿棒で含ませて塗布します。また各チャクラ部分に対応したエッセンスを落とします。
⑨オーラにつけます。
赤ちゃんや動物にエッセンスを飲ませるのが心配な場合はエッセンスを手に取り、赤ちゃんや動物のオーラに撫で付けるようにします。スプレーボトルをつくりオーラにふりかけてもいいです。
⑩画材や墨汁の中に入れます。
絵を書くときに絵の具に入れます。習字を書くときに墨汁に入れます。
⑪洗濯をするときに入れます。
古着を買ったときなどにエネルギーを浄化するエッセンスを入れると前の持ち主のエネルギーを消すことができます。
⑫浄化するエッセンスを水に入れぞうきんにしみ込ませます。
拭き掃除をすると部屋が浄化できます。
⑬加湿器に入れます。
浄化するようなもの、楽しくなるようなもの、リラックスするエッセンスがお勧めです。（祝賀のときはヒマラヤンフラワーエンハンサーズのシャンペイン）
⑭壁紙やクロスを貼るときにのりの中に入れます。
＊入れる滴数は、オーストラリアンブッシュフラワーの場合、7滴の倍数で入れます。7滴、14滴、21滴。数秘学の考えから入れる滴数にもこだわりを持っています。他のブランドは滴数は直感で決めてもいいです。

6 フラワーエッセンスの取扱い

【フラワーエッセンスが嫌がること】

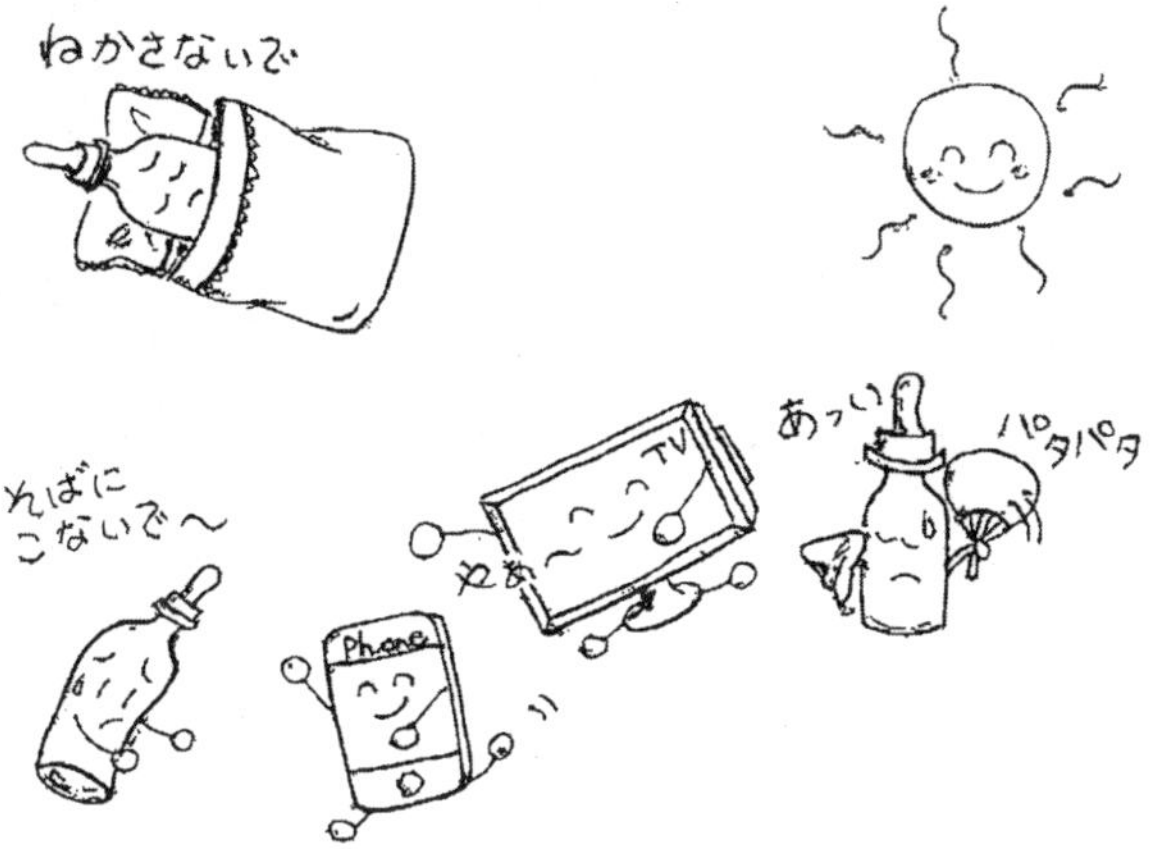

♡フラワーエッセンスの置き場所・保管・賞味期限

①携帯電話やテレビやパソコン等の電磁波の出る側に置かないようにしましょう。

②日光に当てないでください。暗所に置きましょう。

③涼しいところで保管しましょう。多湿の場所や高温になる場所には置かないでください。

トリートメントボトルは夏場、冷蔵庫で保管することにした場合は、エッセンスがなくなるまで冷蔵庫保管をします（通常は常温保管で大丈夫です）。

エッセンスを途中で出しっぱなしにしたり、しまったりするのはよくありません。

エッセンスにとっては極端な温度差はよくありません。

④飲んだらしっかりキャップは締めましょう。

⑤賞味期限は各ボトルに記載されています。期限内

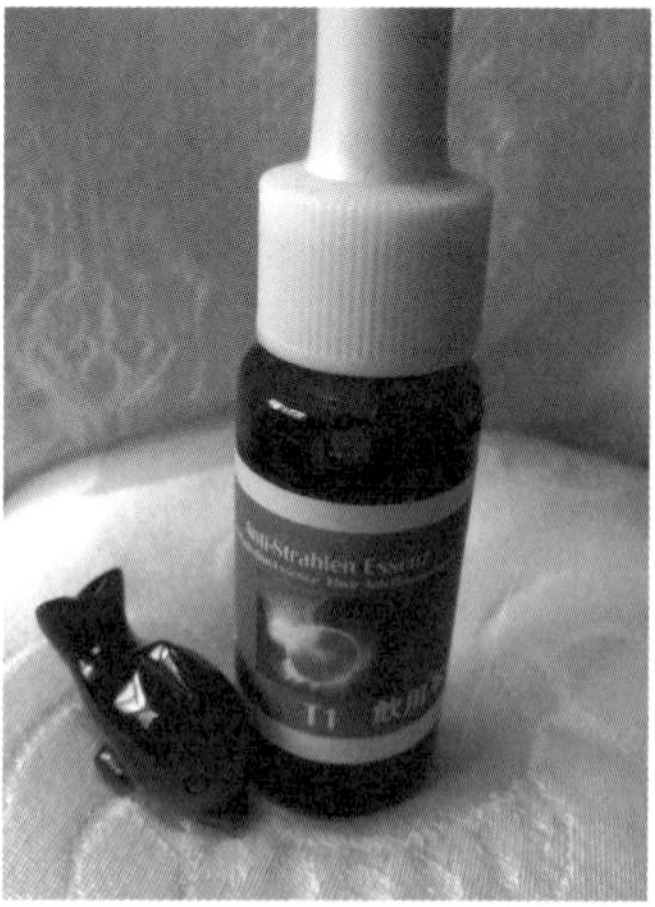

ＰＨＩの飲用禁止。置くタイプのエッセンス。

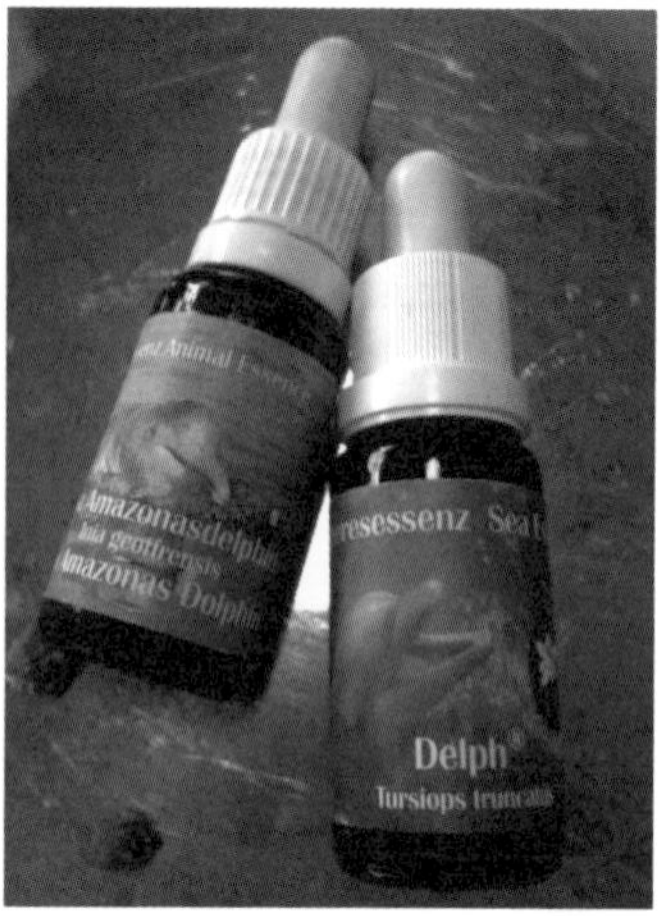

ＰＨＩのイルカとピンクイルカのエッセンス。

に飲み終わりましょう。

⑨ボトルは寝かせずに立てて保存しましょう。長期保存の場合は、立てて保存してください。こぼれ防止とゴムの部分を劣化させないようにするためです。

⑩バックに携帯電話とエッセンスを入れて一緒に持ち歩きたいときなど、電磁波が気になる人はアルミホイルでエッセンスのボトル全体を包み保護するとエッセンスが電磁波の影響を受けなくなります。

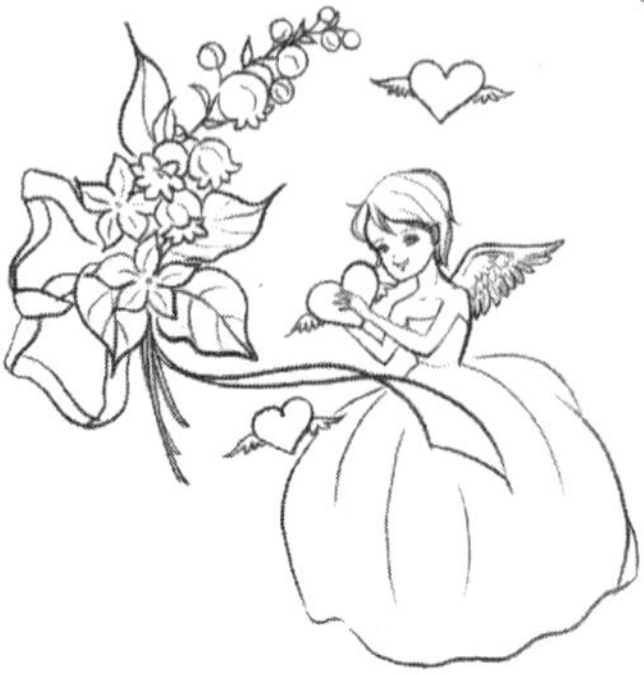

7　自分でフラワーエッセンスを選ぶ

♡自分に選ぶ

①資料を読んで今の感情に一番近いエッセンスを選びましょう。
今、一番気になるテーマを絞り込みます。気になることは、恋愛、人間関係それとも仕事ですか。

②花カードで気になるカードを選び出します。
そのカードの説明を読んで、納得したら飲んでみましょう。

③直感で選ぶ。
エッセンスのボトルを見て直感で選んでもいいでしょう。

④キネシオロジーやOリングの筋肉反射テストで選びます。
Oリング（ひとりが親指と他の指をくっつけて指先で丸いリングをつくります。もうひとりがそのリングがはずれるようにリングに手をかけて外側に引っ張ります。すぐはずれるときはNO。力が強く入るときはYESでエッセンスがその人に必要ということです）で選びます。ボトルを見ないで選ぶと先入観が入らなくていいでしょう。このテストは初めてのときは、Oリングを知っている人に指導してもらい選ぶのがいいでしょう。キネシオロジー

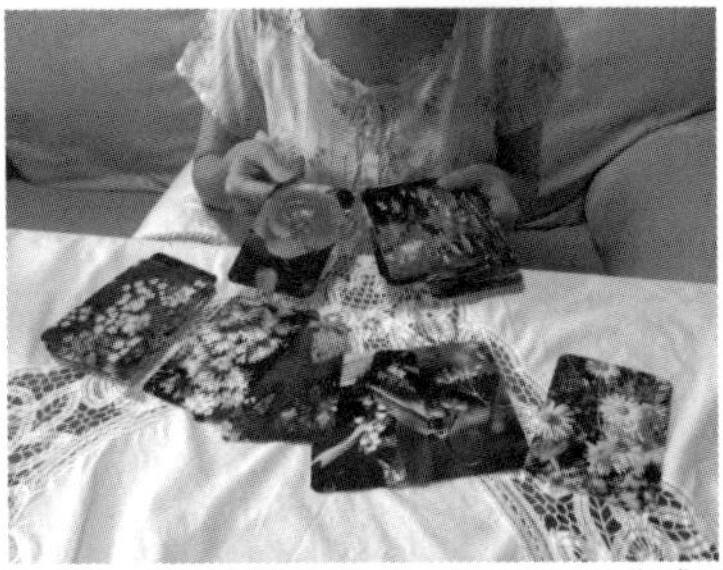

パシフィックエッセンスのお花カード。直感で気になるお花カードを選びだします。

【フラワーエッセンスを自分で選ぶ方法】

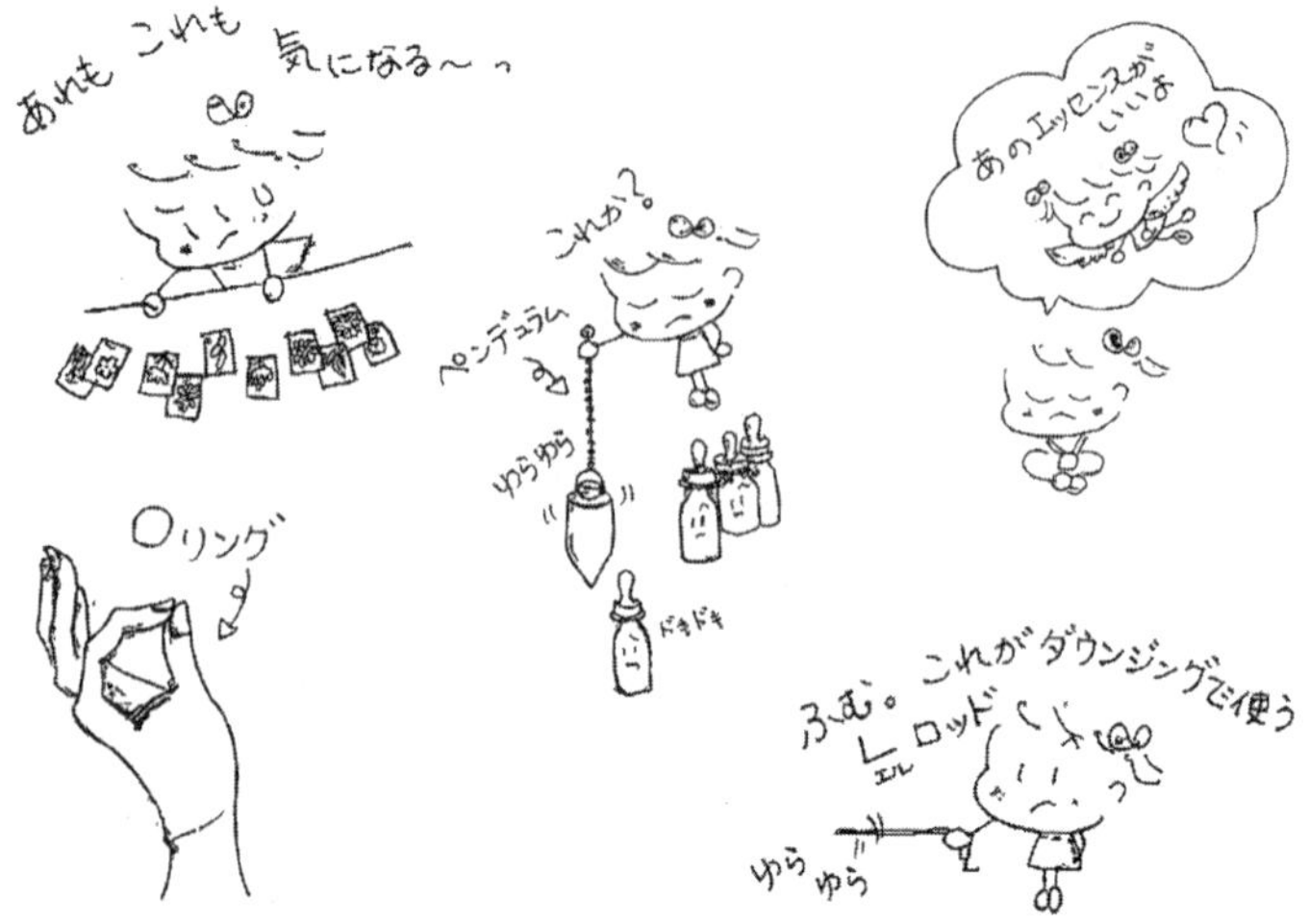

のテストで選ぶ場合も同じです。

⑤ペンディュラム（振り子）やダウンジング（図参照）で選びます。

⑥スピリット、エンジェル、守護霊、ハイヤーセルフにコンタクトして選びます。

♡他人に選んであげる

自分に選ぶように選んであげればいいのですが、１つ注意点があります。

基本的に大人に対してフラワーエッセンスを選ぶ場合は勝手にエッセンスを選び、本人の承諾なしに、こっそり飲ませるのはよくないといわれています。本人がその問題に取り組む意志がない場合は、相手にこうなってほしいとこちら側がコントロールすることになるからです。たとえ、相手に翻弄される場合であっても相手に承諾を得られないときは、自分が翻弄されてイライラするなら、イライラを解消するエッセンスを飲みます。

③フラワーエッセンスについてよく聞かれる質問

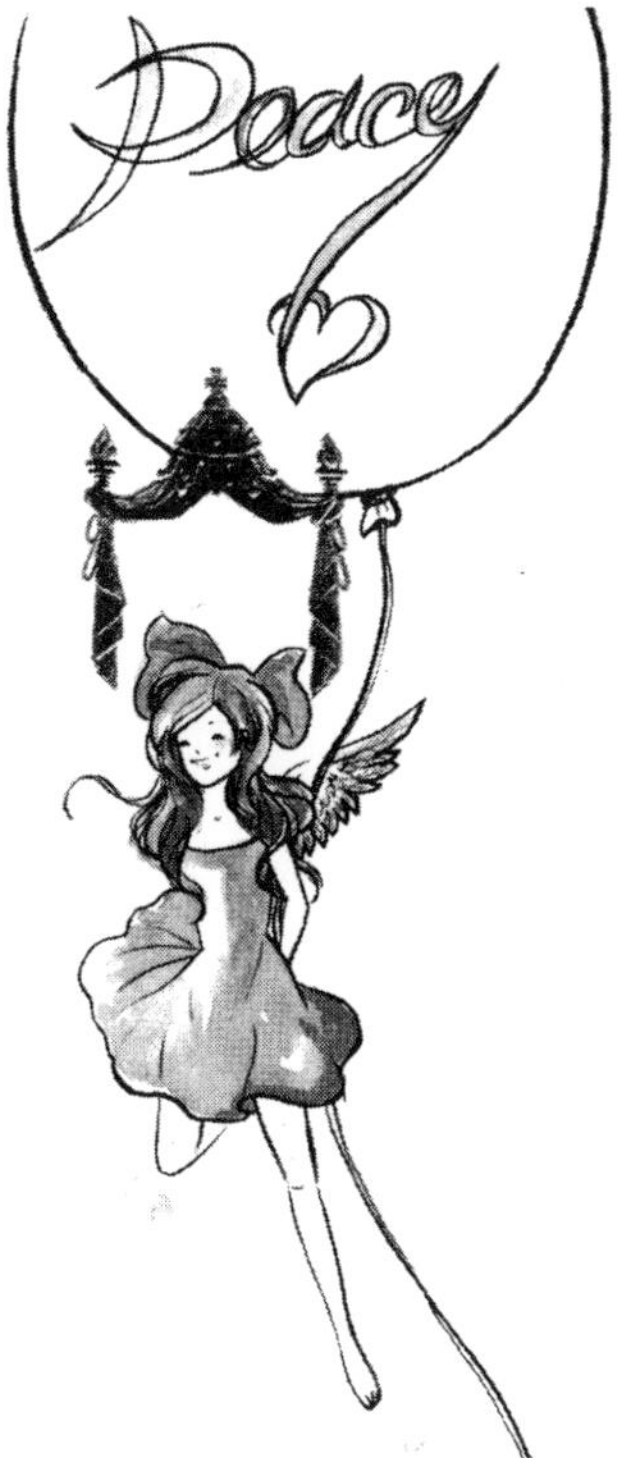

1　副作用はないのか

♡副作用・常習性はない

基本的にはどのブランドもフラワーエッセンスは心を優しく癒してくれるもので、副作用、常習性はありません。そのために万が一、間違ったエッセンスを選んで飲んでしまった場合も、何も問題はありません。ただ効果がないだけです。そして、副作用もありません。

飲む人が、そのエッセンスの持っている要素がなければ何も反応しません。

つまり、イライラしていない人が、イライラしている人を癒すエッセンス（バッチフラワーのインパチェンス）を間違って飲んでしまっても、フラワーエッセンスの場合は何も反応は出ません。

しかし、イライラしている人が、イライラしているエッセンスを飲んだ場合、大きく分けると2つの反応があります。

1つめは、急に穏やかな気分になりイライラしなくなります。2つめは、エッセンスを飲む前より、ますますイライラしてきます。

後者の場合、「他人の一言一言が気に触ります」「子供に強く当たってしまいます」などの反応があります。フラワーエッセンスをだいたい2〜3週間継続していただくと、少し穏やかになりました。それからは嘘のように随分穏やかに過ごせるようになりましたと変化する場合が多いのですが、そうではない方が時々います。

エッセンスを飲み始めると今まで滞っていたエネルギーが動き出すと考えるといいでしょう。そのプロセスで、再度辛い感情に向き合うことがあります。しかし、まず大切なのはその現状を受け止めて、今、このときは安全で心配はないと、自分自身を信頼して、いらなくなった感情や古い観念や制限を手放してワクワクしながら進んでいくことでしょう。

怒りがかなり長い間、心の中に鬱積されている場合は、今世だけでなく過去世での怒りが関係している場合もあるかもしれません。

過去世の怒りがまだ癒されてなく、根深く魂の中にある場合もあるでしょう。または、なかなか他人にイヤと言えない人、自分の意見が特になく他人に合わせ過ぎてしまう人、争いや対立が異常に嫌いで、他人と意見が違うことがけんかと思い、それを避けている人、気弱な性格の人、親子関係で虐待を受け続けた人などが、怒りをためていることが多いです。

♡怒りを根強く持っている場合は、長期にエッセンスを飲む必要がある

中には、長い間心の中で怒ってはいても、怒りを表現しないことを習慣化してしまうことが長く続いている場合があります。一時的な怒りの感情ではなく、怒りを根強く持っている場合は、長期にエッセンスを飲む必要があります。

もちろん、そのときも優先順位の高いエッセンスから選んで飲んでいきますが、そのような方がエッセンスを飲むと、怒りのフタが開いてしまい、その感情に自分自身が混乱する場合があります。

感情に振り回されてしまい、怖くなったり、向き合うことをやめて、また変化よりも、元の状態

の心が動かないほうが楽と思い心のフタを閉めてしまうことがあります。

このような方がよく口にするのが「面倒くさい」、感情が動いて面倒くさいというのです。

自分の人生を、まるで人の人生を見るように傍観者のような状態になっていくと、日々の感動をあまり感じにくかったり、生きる気力を失っていったり、すべてにおいて無関心になっていきます。

そして、自分の人生を諦めてしまっているような状態になっていく場合が多いです。

このようになると、自分の人生を創造することに興味がなくなり、ただ目的もなく日々に流されていくだけです。

エッセンスを飲んで、自分の身に起こることは自分が越えられないような事態は起こりません。

もし、ネガティブな反応が出たとしたら、このいらなくなった感情を手放すときがきたと思ってください。

そして、変化することを怖がらずに勇気を持って進みましょう。どんなときも自分自身を信頼していてください。

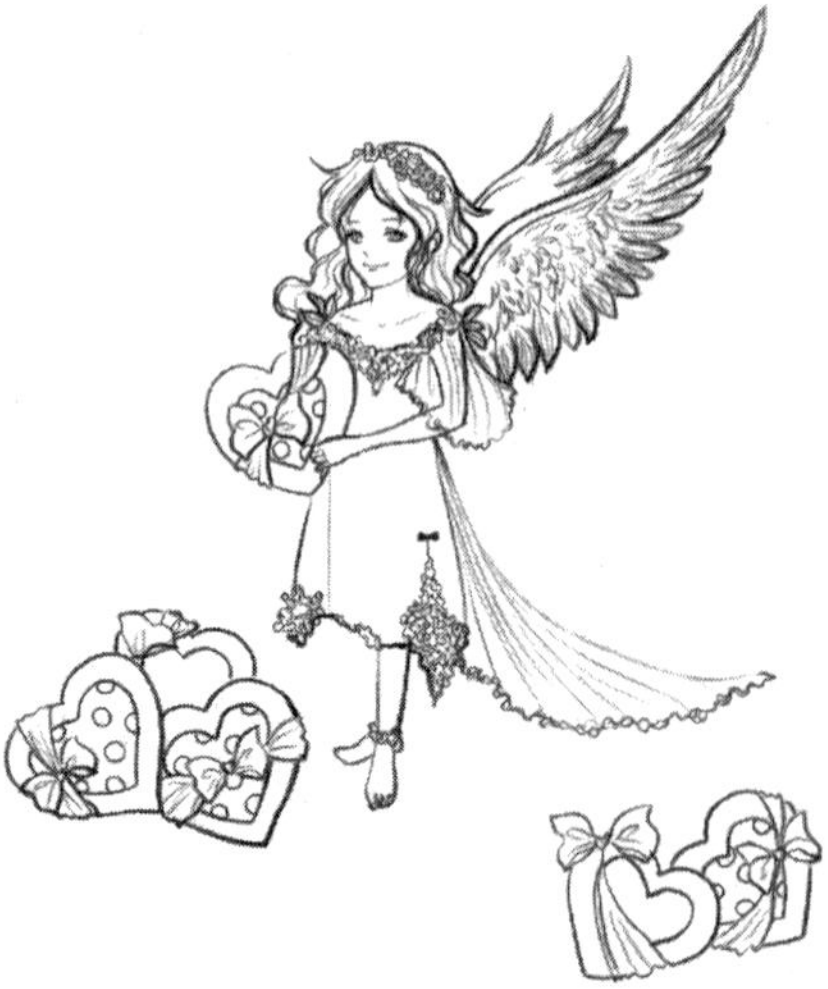

2　子どもにフラワーエッセンスは効果があるか

♡子どもにも効果がある

フラワーエッセンスは子どもにも効果があります。

フラワーエッセンスは 子ども、動物、植物や素直な人はより素早く効くと一説にはいわれています。プラシボー効果（偽薬効果）でないことがよくわかるでしょう。

これは大人のように思い込みや心理的なブロックが少ないことと関係があるでしょう。そして、経験も少ない分まだ心も複雑でなく単純なので、受け取ることが上手いのかもしれません。

私自身、子ども達のカウンセリングをすると子ども達は感心するほどエッセンスの効果の即効性を感じます。矛盾がないかをテストしても大人のように言っていることと心に矛盾がない場合がほとんどです。そのため、「野球をしたい」と言っていれば心から野球をしたいのです。大人のようにほんとはテニスがしたいけれど、父親が野球が好きだから、ここでは野球がしたいと言っておこうということは少ないです。

子どものカウンセリングは1回目のカウンセリング後、再度来たときには次のステージに行っていることがほとんどです。しかし、子どもでも再度ストレスがかかり、ネガティブな感情が強くなると、同じような症状がまた出ることがあります。

この場合、周りの大人の子どもへの対応なども深く関係します。

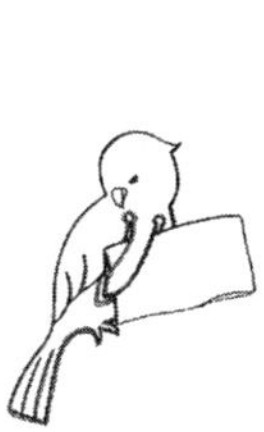

♡効果も優しく作用するのがフラワーエッセンスのよいところ

エッセンスを子どもに飲ませて変化が感じられない場合は、選んだエッセンスが違うことが考えられます。例えば、「不安」のキーワードで選んだとしても、ニュアンスが違う場合があります。バッチフラワーエッセンスを例にしましょう。

不安に対応するエッセンスが2種類あります。アスペンとミムラスのどちらもキーワードは不安ですが、アスペンは何かわからないが怖がる。原因はわからないが不安に。ミムラスは原因のわかる不安。走るのが遅いのに運動会でリレーのメンバーに入ってしまい不安を感じている。このように原因のわかる不安はミムラスを与えます。

同じ不安でもエッセンスが違うと、ピンポイントな作用が期待できません。子どもはボキャブラリーが少ないのでその辺をしっかりと見極めることが大切です。間違ったエッセンス選びは結局、問題から焦点がずれているので、素早い解決にはならないでしょう。

しかし、たとえ間違ったエッセンスを飲んでも、何も副作用がないのがフラワーエッセンスのよいところです。飲ませるのが気になる場合は飲用させず、エッセンスを少量手に取って子どものオーラを撫でるように使用します。

脈うつ場所、手首、首筋や、泉門（頭蓋骨の柔らかい場所）、唇、に添付してあげてください。効果も優しく作用するのがフラワーエッセンスのよいところです。問題を抱えている子どもには、なるべく素早い対策をしてあげたいものです。ただし、フラワーエッセンスは医療に代わるものではありません。必ず必要であれば医師の診断を受けてください。

3　ペットにフラワーエッセンスは効くのか

♡ペットが飼い主と同調しているようなケースがある

ペットを見ていると飼い主と同調しているような場合があります。飼い主が何らかの問題を持っているのを、ペットがそれを感じ取っているのです。

また、まるで飼い主の身代わりのように感じることもあります。ペットにエッセンスをあげてもあまり効果を感じない場合は飼い主さんも、一度自分自身を振り返ってみてください。

ペットとの関わり方を見つめてみたり、自分の日常の感情を注意深く見て、必要であればフラワーエッセンスを飲んでみてください。ペットとの関係も今以上に、よりよいものになるでしょう。人間同士の親子の関係にも同じようなことがあります。

以前、私は小鳥を飼っていました。時々私が旅行や出張で家を留守にすることがあり、そのときは両親に預かってもらいました。しかし私の留守が長くなると、小鳥はすねたり、怒ったり、寂しがります。ペットを飼っている方ならそのようなことも経験されていて理解していただけると思います。

そして旅行や出張から帰ってくると小鳥の体は若干、小さくなっています。今でも、この小鳥にいちばん最初にお留守番をしてもらったときの反応は忘れられません。

私が帰って来たなり、すぐ肩に飛んで来て私の首筋をおもいっきり噛んで、すぐ飛んでいきまし

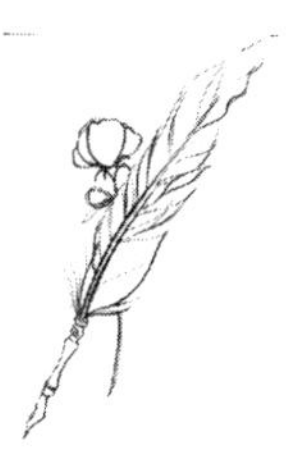

た。それからその日は一切、肩に止まりに来ませんでした。それまでは、力いっぱい噛まれることはなかったので、その怒りの表現にびっくりしました。

♡ペットがネガティブな感情を持っているときに与える

一番印象に残っている出来事は、海外に3か月ほど行っていて留守だったときのことです。まず、帰って来たときに小鳥から無視をされました。小鳥は目を合わせないように、顔を覗き込むと視線をそらすのです。今までの経験で小鳥が怒っているとわかります。しばらくは怒っているから無理だなと思って自分のことをしていると、小鳥からの視線を感じるので、ご機嫌が治ったかなと見ると、見てないよと目を合わせません。家族の肩に止まっても意地があるかのように絶対に小鳥は私の肩にも手にも3日ほどは止まりませんでした。

しかしだんだん小鳥は諦めたのか、留守をして帰ってきても怒るより、うれしいことを表現することが多くなりました。

そして、しばらくは、またどこか行かないかを不安がっているようでした。この小鳥とは初対面で求婚されて飼うことにしました（セキセイインコは吐き戻した餌を結婚したい相手に与えプロポーズする）。そのせいかまるでパートナーに焼きもちを焼くような表現豊かな小鳥でした。

ペットも長い間、飼い主と離れることはストレスになるようです。

このように、動物も感情を持っています。ペットがネガティブな感情を持っているときにフラワーエッセンスを与えてください。

4　フラワーエッセンスを飲んで通る癒しプロセスは

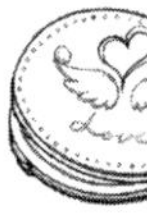

♡癒しの過程は、たまねぎの皮むきのようである

フラワーエッセンスの癒しの過程は、たまねぎの皮むきのようだといわれています。

まず、一番気になる悩みからカウンセリングをしていきます。そして、もう今は必要でない観念や想いや思想をお掃除していきます。本来の個性、自分に戻るまで、1つずつそのときに一番気になることを癒す、その作業を続けて行きます。

そのときに選んだ最適なエッセンスを飲む過程で、他の悩みや気になることも解決していくこともよくあります。1つ悩みが片づくとほとんどの場合、次の悩みや課題に変わる場合が多いです。

または、悩みが深い場合は同じ悩みのテーマを再度掘り下げることもあります。

それは、そのクライアントさんそれぞれの方の心の準備次第で、順番はどのようになるかはわかりません。ただ、それぞれが取り組む用意ができたことがテーマとして上がってくるものです。

例えば、学校の授業のように人生の課題が国語、算数、理科、社会のように科目があるとします。

「国語」＝「恋」だとします。「小学生レベルの国語」、「高校生レベルの国語」のように恋にも段階があります。

「国語」＝「恋」ばかりが得意だけでなく、例えば、「数学」＝「仕事」であれば、「数学」も得意でいたいですね。時期によって、「数学」に力を入れ勉強しレベルが上がり、「数学」が得意になったので、やっと余裕ができて「不得意な国語」をやる気になりました。

しかし、自分と同じ年齢の友人はほとんどが「高校生レベルの国語」つまり「恋」をしているとします。自分は友人より「数学」つまり仕事は抜きでていますが、「国語」は小学生レベルということもあります。しかし、他人と自分を比べることはまったくありません。皆がそれぞれ、自分の準備が整うとそれぞれの課題をこなしていくことになるからです。

♡今の自分を変えることに、勇気や覚悟を持って取り組むことが必要

得意分野を極める生き方や、いろいろな才能を発揮し活躍するなど、人それぞれ人生はあります。

そしてフラワーエッセンスを飲んでも、今の自分を変えることに、勇気や覚悟を持って取り組まないと、同じテーマのエッセンスをずっと飲むだけになってしまいます。途中でフラワーエッセンスのボトルをなくしたり、途中で飲まなくなってしまいます。もう何年も同じ悩みを持ち続けている場合は、ある程度時間が経ったら、再度、この悩みを持ち続ける期限を設けてみてください。

そして、自分にとって何かメリットがあるかなどもチエックしてみてください。ぜひ悩みが複雑になる前に、やってみてください。何か気づくことがあるかもしれません。そうすることで長い間、同じ悩みを持ちつづけ、同じところに立ち止まっていなくてすみます。エッセンスを飲んでも、自我が強く変化することに抵抗し続けると、また以前のステージに戻って行くケースもあります。

この場合も、自分を責めたりしないで深刻にならず、また時期をみてエッセンスの力を借りて再挑戦してみてください。

④フラワーエッセンスを飲む前に・飲んだ後に

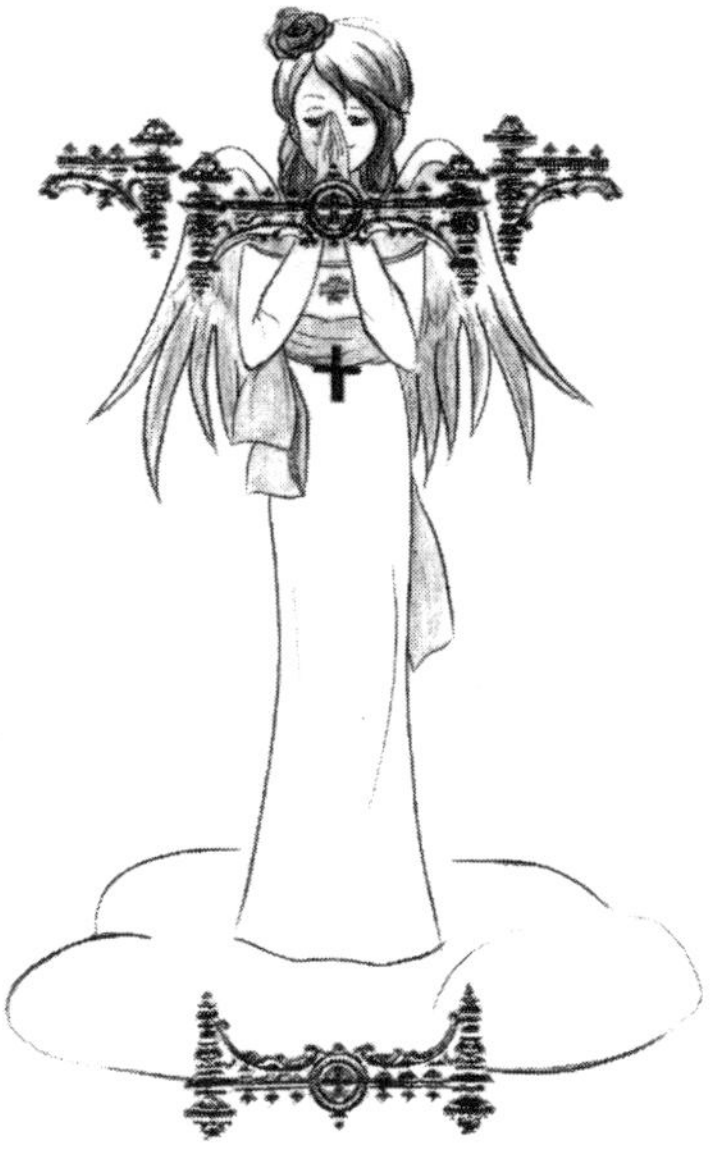

1　フラワーエッセンスを飲んだ後の変化は

♡一時的にネガティブな感情が出てきたり、体調を崩すことがある

♤体調を崩す。風邪を引く

日常生活のリズムや、食事を変える必要があるかもしれません。

体内浄化が起きて、お腹を壊したり、熱が出たり喉が詰まったようになったり、空咳が出る場合があります。気になるときは早めに専門家の診断を受けてください。

♤頭がぼーっとする。頭痛がする

エネルギーが上がるときにチャクラの詰まりなどで抜けられないと、このようなことが起きます。エネルギーを通すエッセンスを飲むことがお勧めです(フローラコロナのリリーコンビネーション)。

♤よく眠るようになった。日中もいつも眠い。長時間寝てしまう

普段、身体に無理をかけていた場合は休養する必要があることをエッセンスは教えてくれます。また心を整えるために別次元に行き心の休暇を必要としているのかもしれません。

♤泣けてきたりすることがあるとき飲み始めると心の扉が開いて、今までの閉まったままの感情が浮上してきます。

♤無理や我慢ができなくなった

職場を変わったり、人間関係が変わったりすることがある。今まで表面的に仲が、よかった人と

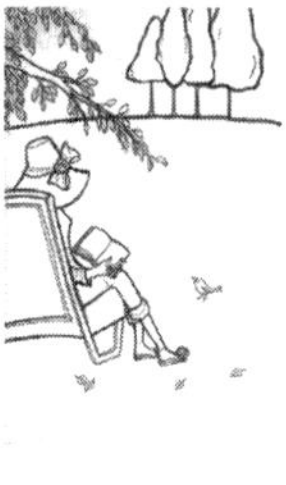

喧嘩をしたり、離れていくこともあります。

♤今の自分にしっくりしなくなる。変化したくなった

♤昔からの友人と考えやフィーリングが合わなくなった

今までの人間関係に居心地の悪さを感じてきたら、お付き合いした期間にこだわらずに、新しく自分のフィーリングに合う人との交流を恐れずに新たな友人をつくっていきましょう。

♤頭痛がする

エッセンスを飲みエネルギー上がり、途中でエネルギーがブロックされてしまうと頭痛の原因になったりします。エネルギーを通すエッセンスを取ることがお勧めです。

♤メッセージ性の強い夢、へんな夢、トラウマの夢をよく見るようになった

ハイヤーセルフからメッセージを夢の中でもらったりしているのでしょう。夢の内容を覚めたときに、すぐ書き止めておくことがお勧めです。そのときは意味がわからなくても、後からわかることがあるかもしれません。昔のトラウマの夢を見て気分が落ち込んだりしますが、その場合はその感情を手放す準備が整ってきたと考えてもいいでしょう。

これは、トラウマが潜在意識から健在意識にあがってきたためだと考えられます。最初は痛みを伴うこともありますが、だんだん思い出しても痛みを感じなくなります。そしてトラウマが消えていきます。エネルギーレベルでみても、そのトラウマのエネルギーは同じように消えていきます。

♤今まで一度も体験したことがないのに、すでに体験したかのように感じること。(デジャヴ)がよく起こるようになった

2　よくある変化

♡よくある変化の例

♤自分にとって、良いことが起こった

　苦手だった人が転勤になったり退職したりします。不思議ですが、このようなことはカウンセリングをしていると少なくありません。きっと、自分の波動が変化して引き寄せるものや共鳴するものが変わってくるのでしょう。また自分が苦手な人とのレッスンを終えて、その課題を晴れてクリアーしたのでしょう。

♤良い意味で敏感になった

♤ネガティブなエネルギーに強くなった

♤第六感が研ぎすまされた・シンクロニシティ（共時性）が良く起きる

　例えば、ふと気になった人から電話が入ることなどが多くなる。

「元気にしているかな？」と思い出した人にばったり出合った。そんな偶然が増えます。

♤明るくなった。おおらかになった

♤自分の本当の気持ちに気づくことができるようになった

♤体調がよくなった

　肩、首が痛くなくなった。心が軽くなることで身体に力が入らなくなります。堅い身体が柔らか

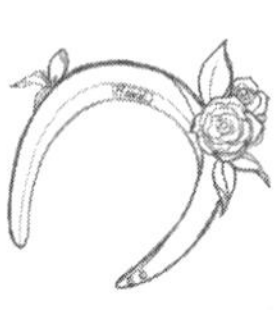

くなった。このような変化は身体構造や生体化学に問題がある場合はなくならないです。
♤考え方がシンプルになった。偏見がなくなった。体裁や人のことを考え過ぎることが少なくなってきた
♤自分の意見を表現できるようになった
♤傷つきにくくなった。自分に殻をつくらなくなった。自然体でいられるようになった
♤批判的であったり、不平不満、被害者意識がなくなった
♤幸福感を感じるようになった
日常の生活の中で、いろんなことに幸せを感じ、感謝の気持ちが強くなった。
♤将来を心配しなくなった。過去にこだわりがなくなってきた
♤外見や見た目の雰囲気が変わった。雰囲気が柔らかくなった。服装が変わった。髪型を変えた女性は服装の中に女性らしいテイストを取り入れることができるようになる方が多いです。
♤自信がついてきた。自分のことが好きになってきた
♤グラウンディング（地に足がつく）、センターリング（ぶれない）ができるようになった
♤アルコールやたばこや薬の中毒でなくなった。一部の食事に偏ることがなくなった
♤視野が広くなり個人的でなく、全体を見ることができ、動けるようになった
自分だけに関心がいかなくなり、他の人のことを考えられるようになります。例えば、家族だけでなく、もっと広く地域、地球レベル、宇宙レベルでの考え方ができるようになります。
♤彼氏や彼女ができた。結婚が決まった

3　他人との関わりの変化

♡他人との関わりの変化の例

♤他人の悪口や、ネガティブなうわさ話をしなくなった

♤自分の身の周りに起こることをまず受け入れるようになり逃げたり、抵抗をしなくなった

起こったことに対して何もしないことではありません。どうしてこんなことが私にだけ起こるのかとあれこれ考えず、まず受け入れてから、「この状態を解決するためにどうしたらいいのか」と対策を前向きに考えることができるようになります。

♤他人と共依存関係がなくなった

♤他人へ配慮ができるようになった

♤他人と自分の境界線がうまく引けるようになった

♤他人と自分自身に寛容になった

♤新しい人との出会いがあった

自分が出す波動が変わってくることや、興味の対象が変化することから自分が共鳴する人が変わってくるためでしょう。

♤ずっと苦手だった人や憎かった人を許すことができた。そして、そこから気づきを得て自分の苦手な人や憎かった人を許せるようになった。心から怒りや憎しみを手放せることができた

♤動物や子どもがよって来るようになった

♤知らない人から話かけられたり、道を聞かれるようになった

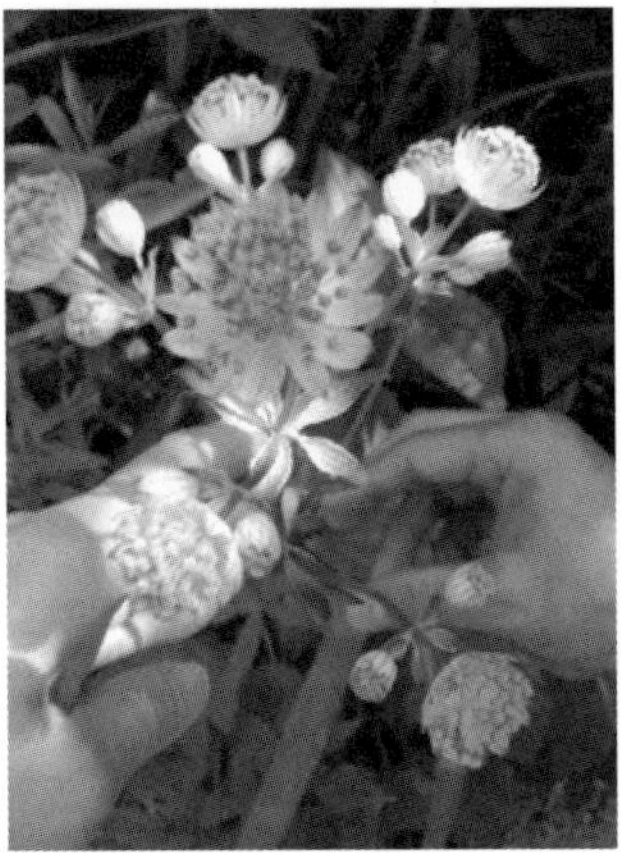

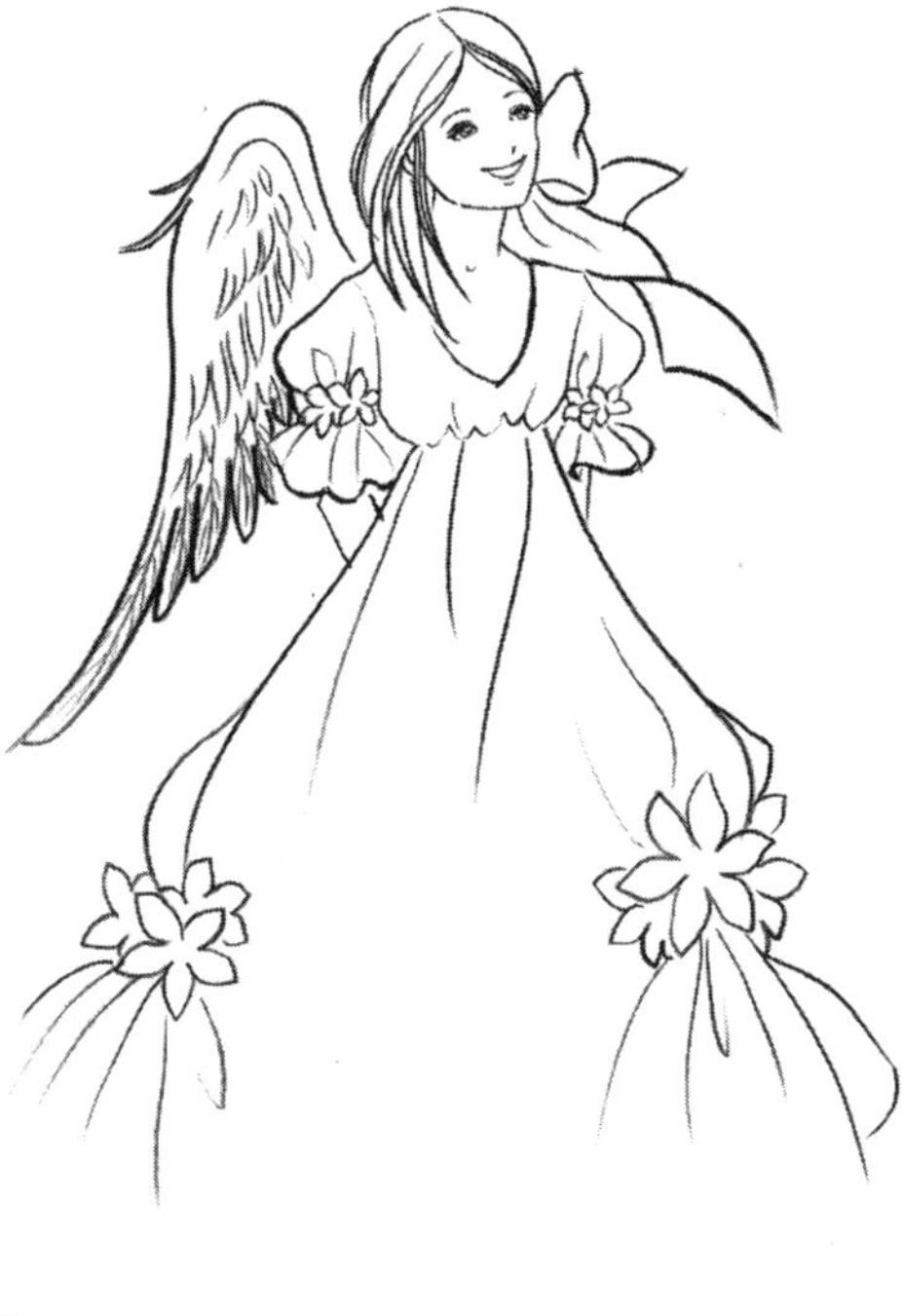

4　カウンセリングを受けるのが恐い

♡自分が辛いときをサポートしてくれるためにエッセンスはある

何かを達成するまでには、少し、継続する力が必要になってきます。そして、その過程で、あまり、その悩みにばかりに捕われず、客観的な目で自分を見ることが助けになるでしょう。

しかし、カウンセリングにいらっしゃる段階で、捕われたり、継続する力が弱くて、辛いのだと思いますが、それを助けるエッセンスはあるので安心してください。

クライアントさんの中には、予約をしたのに行きたくなくなりキャンセルしようかと朝まで思っていました。悩みと向き合うのが辛いですと正直にお話くださる方がいらっしゃいます。このようにお話くだされば、そのようなことをサポートするエッセンスはたくさんあります。

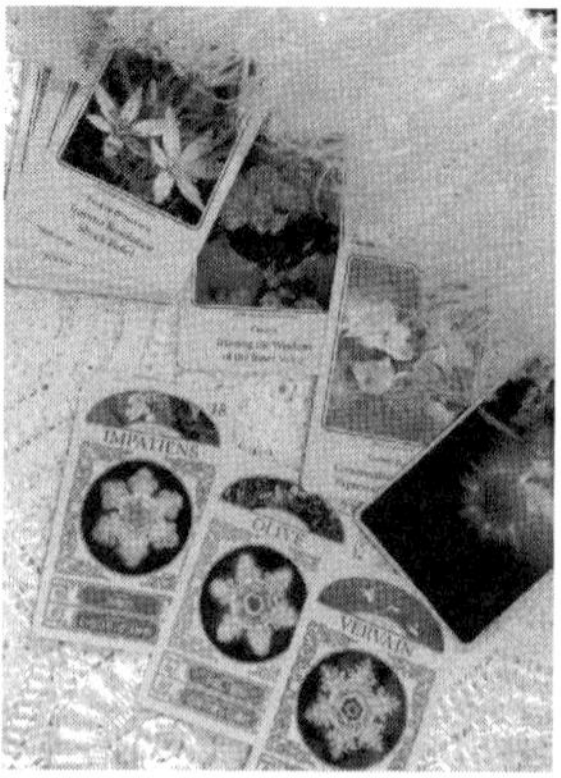

バッチフラワーのお花カードと江本勝氏のバッチフラワーの水の結晶のカード。

クライアントさんの中には、自分で決めたことなのに、いつも途中で投げ出してしまい自分を信じられません。自分が好きでないという方が少なくありません。カウンセリングの予約をしたのにその日が近づくと気が重いという場合はその方の悩みの核心に、だんだん迫ってきたとも考えられます。

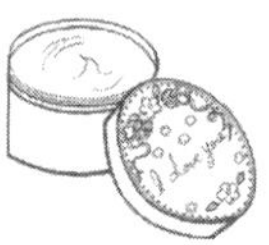

♡辛いと感じるときのためにエッセンスはある

「辛くて、当たり前、今まで大変だったのだから」ぐらいに気軽に考えていてください。

癒すには段階があります。一段階進み喜んでいると試験のように新しいチャレンジが来て、また以前と同じようなネガティブな反応をしてしまうことも起こります。あれ？　またこの反応では以前と同じ。せっかく進んだと思っていた矢先に、一段階下がってしまいがっかりするようなことがあります。

このプロセスが、何段にもなっていて、下がったその度にがっかりし辛いのですが、ここで投げ出さないために辛いプロセスも気軽に考えられるエッセンスを飲みながら進めるといいでしょう。

それでも激しい感情が出たときに緊急時のエッセンスを飲みましょう（レスキューレメディ）。

そして、カウンセリングでは、また同じことをしてしまい自信をなくしてしまったなど、話してくだされればそんなとき助けになるエッセンスがあります。誰もが自分の人生にフラワーエッセンスを取り入れて、エッセンスを飲むことを継続すると、何年後かに振り返ってみると、ずいぶん、フラワーエッセンスに支えてもらったことに感謝するでしょう。

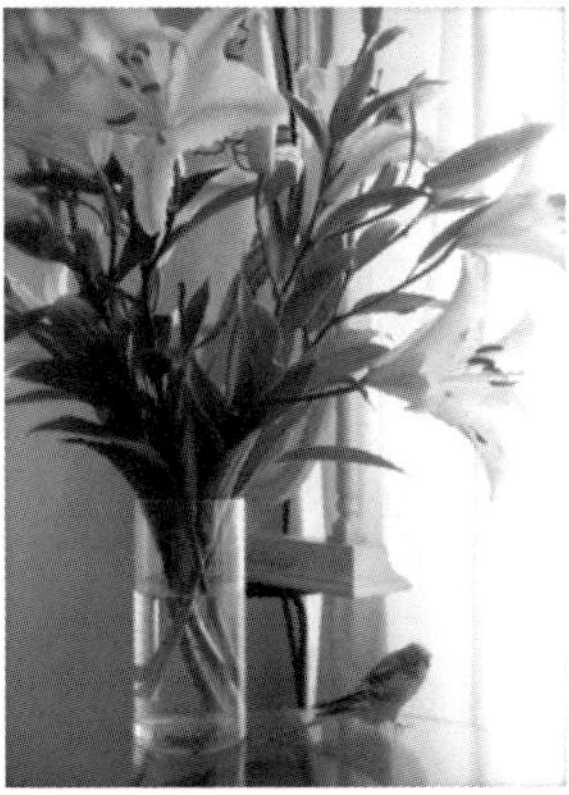

イースターリリーの花を飾ると、副交感神経に働きかけイライラを沈めます。エッセンスは女性性のバランスを整えます。

自分のネガティブな感情に向き合うときは、誰もが辛いと感じるものです。

そんなときのためにエッセンスはあるのです。

5　なかなか問題に向き合うことができない

♡物事を頭だけで考えているときのほうがネガティブなことを考えてしまいがち

カウンセラーの立場からすると、このエッセンスが必要だと思ってもお話してくださらないとエッセンスはブレンドしません。

一度、ご質問はさせていただきますが、それでもお話くださらない場合はお話したくないという意志を尊重するためと、今は、クライアントさんに、その問題に取り組む準備や時間的余裕がない場合と考えます。経営者や、サラリーマンなど、特に男性に多いのですが、忙しい方などは、お話していると、自分にその問題があるのはわかっているが、今は仕事を優先したい、その問題を考えると体力、精神的にもたないと聞くことがあります。

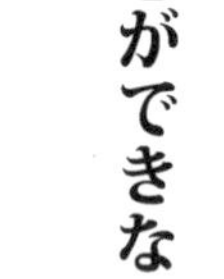

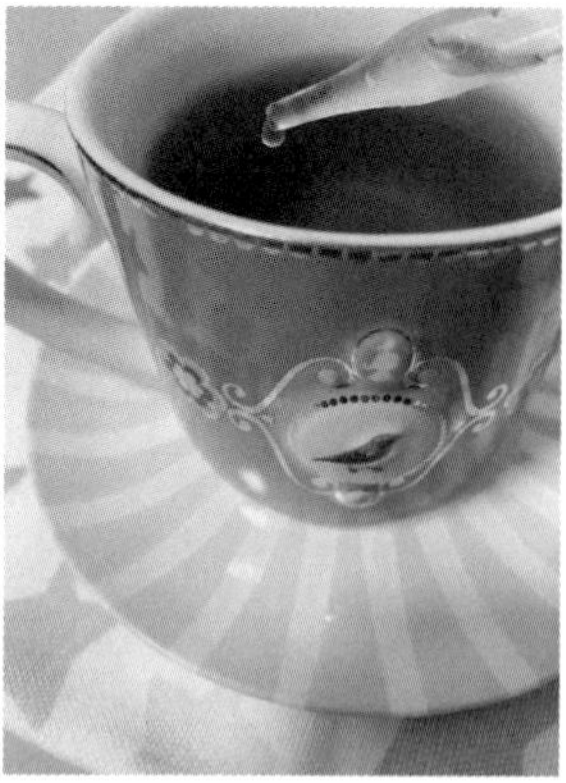

フラワーエッセンスはボトルから直接口に入れて飲んでも、飲み物に入れて飲んでもいいです。

そうなると選ぶエッセンスの優先順位が変わってきます。

悩んでいるときは、未来に対して良いイメージができていないので問題に向き合えずに不安や恐怖がより出てくるのでしょう。物事を頭だけで考えているときのほうがネガティブなことを考えてしまいがちかもしれません。実際にやってみたら、思っていたときよりもスムーズに進みもっと早くに取り組めばよかったと思うものです。

♡頭であれこれ考えるだけでなく、実際に挑戦・行動する

このような場合、もっと気軽に考えることであったり、失敗を怖れ過ぎていたり、諦めやすかったり、頭が回らなかったり、心身共に疲れていたり、誰かに依存していたり、トラウマが原因であったり、過去世、ネガティブなエネルギーの影響であったり、もともと神経質で恐がりな性格を持っていたりする場合など考えられる理由はたくさんあります。向き合えない理由は人それぞれ違います。このように自分が向き合うことができない元の原因を見て、それをサポートするエッセンスを飲むことでスムーズに次に進めるでしょう。このようなときは、時間だけが過ぎてしまい、その間、自分の能力を出し切れないものです。まず、脇に追いやっていた自分の人生を取り戻し、ここに戻ってきて、今に集中して生き始めましょう。今に生きていれば、不安も心配も忘れてしまうのです。

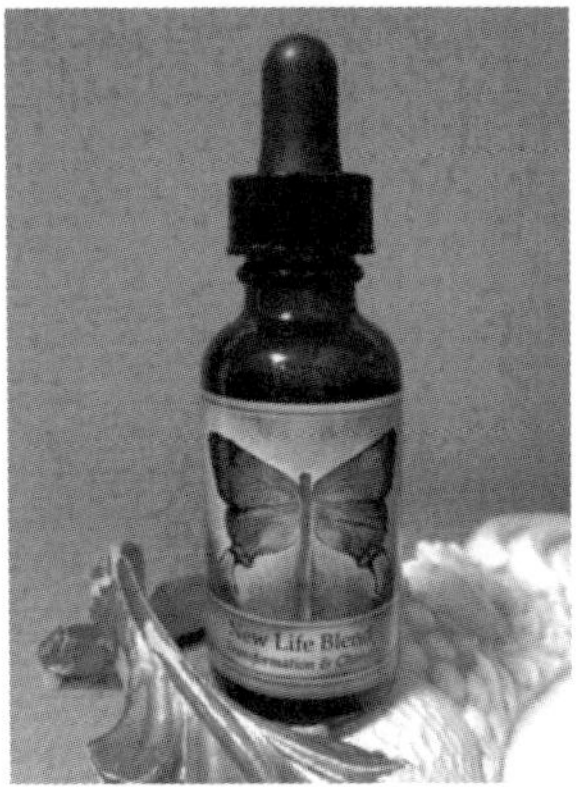

パワーオブフラワーヒーリングエッセンスのブレンドエッセンス。バランスを取りながら変容や変化、成長を助けてくれます。

バッチ博士は、「どれほど正当な理由を見つけても何かに挑戦しなければ、結局人は経験も知識も得ることができないのだから」といっています。

頭であれこれ考えるだけでなく、実際に何かに挑戦、行動していくことが自分の人生を豊かなものにするでしょう。

6　フラワーエッセンスを飲み始めたら心が不安定になる

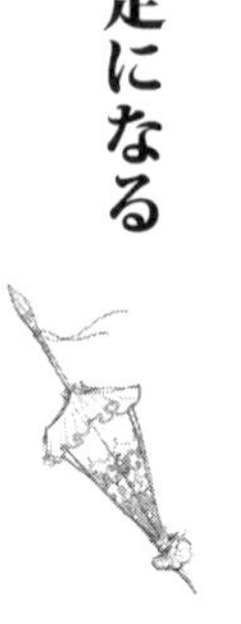

♡不安定になるのは内的要因・外的要因を修正したほうがいいよというサイン

「フラワーエッセンスを飲み始めたら不安定になってきました。なぜですか」と、初めてエッセンスを飲み始めた方から、ご質問が来ることがあります。

カウンセラーはなぜ、不安定になったかを聞いていきます。自分の感情を普段あまり意識していない人は、質問しても「わかりません」ということがあります。その場合は、カウンセラーがそのようなケースを多く経験しているので、多くの場合は上手い具合に導いてくれるため、「あぁそう言えば、こんなことがありました」とクライアントさん自身が気づくことが多いです。

この気づきが起きたら、あとは、不安定になった要因をサポートできるエッセンスが絞りこめます。不安定といってもどう不安定なのかを伝えることがとても大切です。

不安定なのは、心の中で固まっていた感情がエッセンスの作用で揺らいだことでもあります。このような場合、エッセンスを信頼して継続されることをお勧めします。

初めての方は、不安定になった時点で飲むこと止めてしまう方が多いからです。

例えば、半年ぐらい、どのエッセンスを飲んでも、よくわからないと言っていた人が、好きな方ができたというので女性性をアップするエッセンスを飲んだとたんに、多くの男性から優しくされて、エッセンスが本当に効いていると感じ、真面目に自分磨きに取り組まれた方もいます。

自分の今の気持ちをしっかり話していただくと、よりよいお手伝いができると思います。

エッセンスもカウンセラーもやはり、クライアントさんのお手伝いしかできないのです。自分自身が本当はどうなりたいかを考えてみてください。そしたら、それを叶えることをサポートするエッセンスはたくさんあるので、カウンセラーは惜しみなくご紹介するでしょう。

不安定になるのは、エッセンスを飲んで変化が起き出したときに、不安定になる内的要因、外的要因であれ、その要因を修正したほうがいいよというサインのようなものでしょう。また、不安定になりますという方の中には精神科で処方されたお薬を飲まれている方がいます。

♡自分の今の気持ちをしっかり話していただく

フラワーエッセンスは薬を飲んでいる場合も副作用はないのですが、普段、無理をしている方はエッセンスを飲み始めると無性に眠くなったり、体調を崩したりする方もいます。精神安定剤を飲んでいるクライアントさんがお薬を止めたくてフラワーエッセンスを始められることがよくありますす。しかし、最初は精神安定剤を減らしていくと決めたのに飲まないとやはり安心できず、より不安感が強くなる方が多いです。お薬を止めるときの移行は焦らず、そしてとても注意深く行ってください。このような場合は自分の勝手な判断で進めるのは心身の反動が大きいでしょう。

まずフラワーエッセンスを飲み始めたことを担当医に伝えてください。そして薬を減らすことを希望していることを相談してください。そして必ず担当医の判断に従ってください。このようなケースの場合は決して自分の判断だけで決めないことがとても大切です。

7　フラワーエッセンスの効果を感じられない

♡フラワーエッセンスの効果を感じられない例

フラワーエッセンスが効いたのかよくわからないという場合、よくあるのが次のような例です。

(1)　忙しすぎて
(2)　もう辛い思いをしたくない。ネガティブな感情と再度向き合いたくないので心を閉ざす
(3)　日頃、自分の感情の変化をあまり意識していない
(4)　選んだエッセンスが違った

テーマを絞らず、たくさんエッセンスを飲んだような場合などフラワーエッセンスの初心者の方は、自分の変化がわかりずらいときがあります。日常で感情の変化を意識していない場合は特にです。

(5)　今、飲む優先順位が違った
(6)　潜在意識では、変化したくないという気持ちがある場合

変化しないことで得をしていることはないかを振り返ってみるといいです。例えば、結婚したいという女性がなかなか結婚しないのは、結婚しないことで得をしていることを考えていただくと、結婚しないと自由、気楽、今のリズムが崩れない。相手に合わせなくてもいいからという答えが返ってくる場合などがあります。

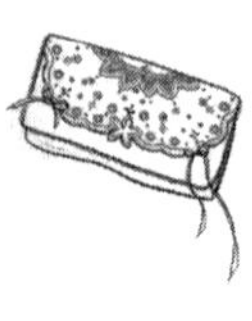

♡自分の深い感情の矛盾に気づいていないことがある

このように願望を持っていても、自分の深い感情の矛盾に自分が気づいていないことがあるのです。自分自身をしっかり受容できていない状態です。質問をしてカウンセリングをしていると、このように表面的にいっていることと内心は違っている場合がとても多いです。

このような例もあるでしょう。

辛い経験後、もうその経験をしたくないと心を一時的に、閉じてしまうことがあります。それがあまり良くない方向に進むと、自分が自分自身の人生に参加していないということが起こります。たとえると、自分の人生をまるで他人事みたいに、傍目で見ているようになるのです。

そのため、表面上は感情が動くこともありません。実は、この状態は泣いているより、怒っているより深刻です（バッチワラワーのワイルドローズ）。

例えば、カウンセリングをしているときに、「だって、面倒くさい」という言葉を時々聞きます。いちいち反応していると、自分の心が動いて面倒くさいので、心を鈍感にしておくことで、日常を平穏に過ごすのです。そのような場合、こちら側から「どう感じますか」と聞くと、困った顔をして、「わかりません」とお答えになります。

このような状態から、感動を取り戻すことはとっても大切なことです。今日からでも、日常生活で、今、自分は何を感じたかを注意深く見てください。イヤだな、あの人が怒鳴るので不愉快だな、誰も私のことをわかってくれなくて悲しいな、あの人が羨ましいな、と思ったらまず私は今、そう感じていると意識してください。

次のステップに行くには、まず今の自分の感情に気づくことが大切です。そこから、では、この感情を変えるにはどうしょうかなと思考を変化させてから行動を起こしていくのです。この段階になっても頭で考えているだけでは変わりません。行動するとエネルギーに変化ができてきます。

変わることや未知のことに多くの人が不安を感じます。これは自分だけでなく多くの人が感じる感情です。

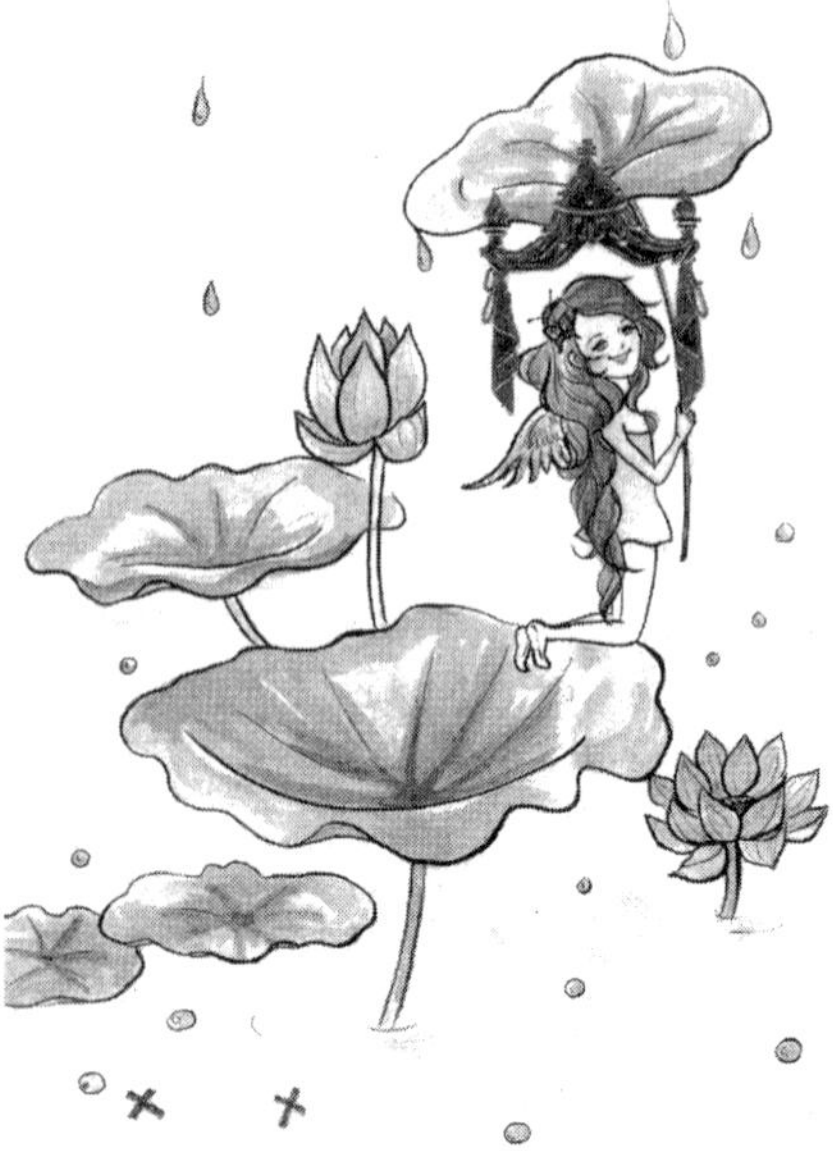

しかし、そこで立ち止まっていても変化は訪れません。エッセンスを飲むとこのチャレンジをもっと後押しされます。そのときに頑として変わらない選択をすると、また苦しくなります。

エッセンスを飲んでも変化が感じられなかった方は、エッセンスを飲む前の段階で、まずようなエネルギーが通るようなエッセンスから始める必要がある場合があります（バッチフラワーエッセンスのホワイトチェストナット）。

8　カウンセリング後に気持ちが沈んだまま

♡カウンセラーの何気ない一言が心に残っていないか、考えてみてください

カウンセリングが終わった直後、帰り道、気持ちが前向きになれたなら、何よりですが、気持ちが沈んでしまったなら、カウンセラーの何気ない一言が、心に残っていませんか、考えてみてください（フラワーエッセンスを飲んで、一時的に気持ちが下がる場合はあります）。

よくあるのが周りの人から、「あなたは結婚できないね」「体が弱いから子供は産めないね」などと言われた言葉をずっと気にかけている方がいます。

現時点では、そのような方向に向かいそうでも、自分の未来はその時々の自分の選択でどのようにも変えられるのです。「結婚できないね」だけに捕われないでください。

そちらの方向に進みたくないなと思った時点で、まず未来を明るく設定しましょう。不安、心配は自分の未来が暗く設定されているときに感じるでしょう。そして、今までのように同じやり方や固定観念を捨てて自由に新しく自分の未来を創造してください。自分のなりたいようになれる可能性を諦めないでください。こんなときはアファメーション（肯定的な言葉）も唱えるといいでしょう。

また、カウンセリングも限られた時間の中で言葉足らずのときもあるかもしれません。

カウンセリングをしていると、このようなことが少なくありません。とてもよくある例をあげます。「恋愛していても、今回も別れてしまい結婚までいかなかった。だからやっぱり私はあの人の

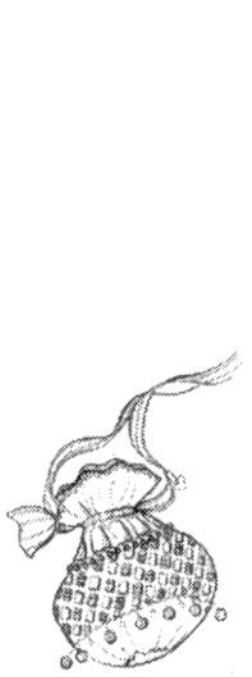

言う通り、一生、一人だと思います。将来を考えると不安で一杯です。恋愛が上手くいっている人をみると羨ましく、嫉妬の気持ちに苦しみます。そして自己嫌悪になり悲しくなります。それから最近、夜中にチョコを食べずにはいられません。だから体調もすぐれません」。

それはいつ言われたのですか、と伺うと「3年前です」。つまり何年も前から、上手くいかないかもしれないと信じて恋愛をしていても、上手くはいきません。

♡ネガティブな言葉から開放されるエッセンスがある

このような場合、ネガティブな言葉から開放されるようなエッセンスがあります。気をつけていただきたいのが、悩んでいるときは特に、周りの意見に振り回されてしまいがちです。いろいろな方に相談されると思いますが、相談した後に、気持ちが軽くなったかを気にしてみてください。

解決策が具体的に考えられるようになったり、失敗したりしたけれど、もう一度やってみようと前向きな気持ちになるものです。

また、肩の辺りが楽になった、頭痛がとれた、胃が痛くなくなった、視界がクリアーになったなど身体の変化にも気をつけてみましょう。

もし、カウンセリング後に暗い気持ちになり、くたびれてしまったなら、ネガティブな言葉を持ち帰っていることも考えられます。その場合、言われたどんな言葉が引っかかったか、考えてみましょう。

ただ、自分が向き合うのが辛いアドバイスだったという場合は少し違います。

⑤すべての人間関係を改善して Happyになる

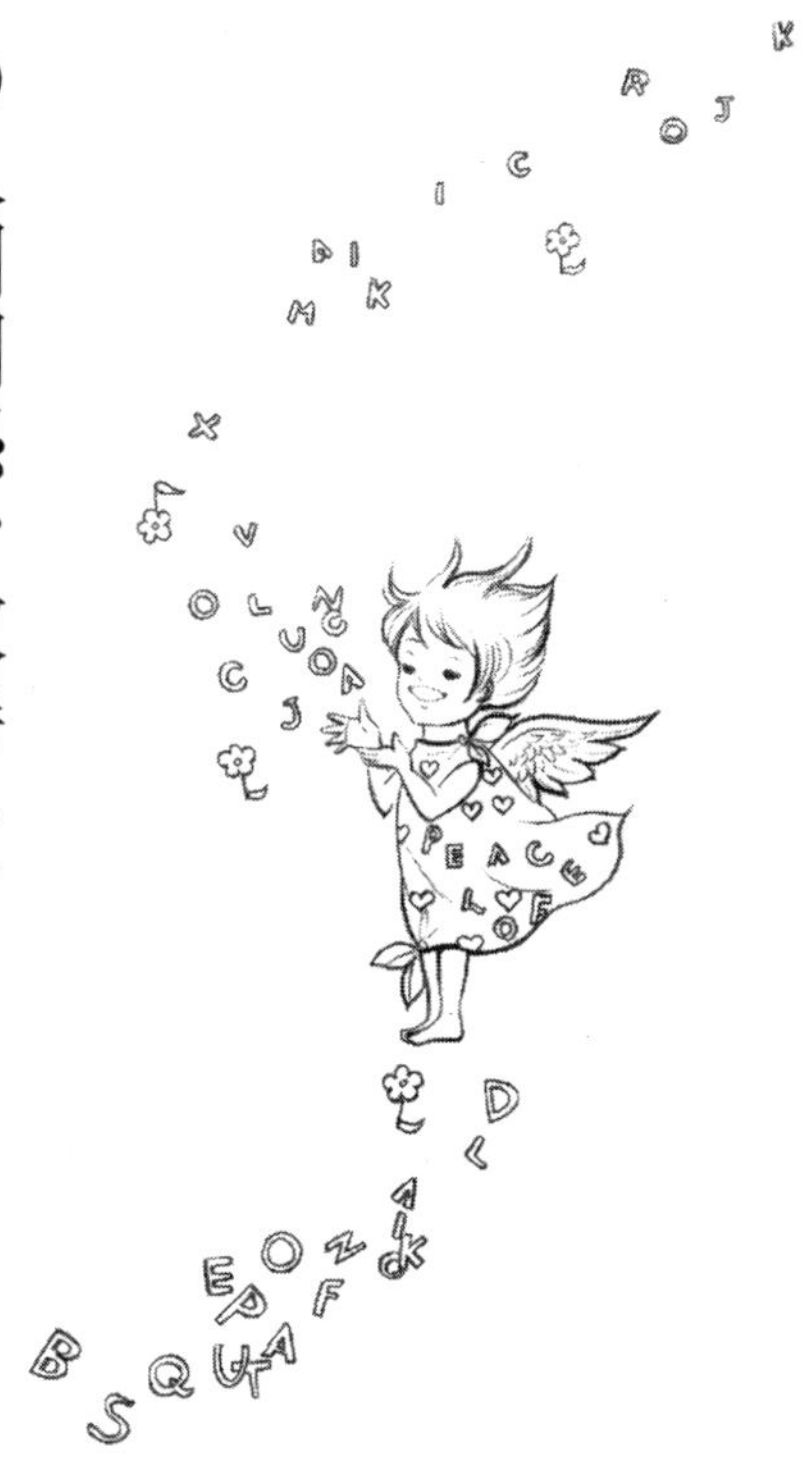

1　嫉妬して苦しむ人・嫉妬されて苦しむ人

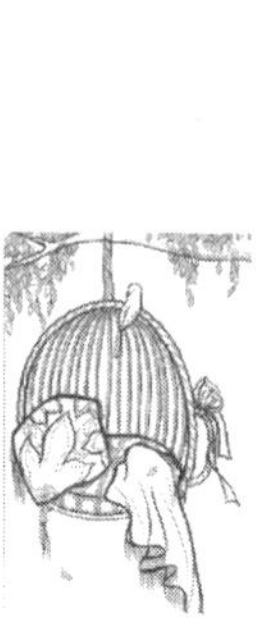

♡嫉妬に向けるはずのエネルギーを建設的に使う

友人が直属の上司が変わってから、自分への評価が思っている以上に低く感じていると話していました。その方はある業界ではとても有名でメディアなどでも活躍されている方なので他の方からの嫉妬のようなものがあるのだろうとお話を聞いたときは、すぐ理解できました。

上司との間でこのような感情を持っていれば、やるせなさや納得いかない憤りを感じるでしょう。しかし、その嫉妬をしてくる相手にフォーカスしていてもイライラするばかりで何ら解決にはならないでしょう。ますます、自分自身の内面も、上司との関係も悪くなるばかりです。

このような場合は相手の考え方を変えることより、自分がそのことに対して見方を変えるのが賢明でしょう。

以前、仲良しの友人3人で会っているときに、友人の1人が他のメンバーを褒めるときにあなたに嫉妬と羨望を感じると冗談まじりに言っていました。

とても上手い表現をすると思いました。嫉妬は何も生み出しませんが、羨望は尊敬と憧れを含みその存在に近づこうと努力をしていくようなニュアンスの違いを感じますね。

自分より優れている人はたくさんいます。そのときに嫉妬するのではなく羨望に変えると自分のエネルギーになります。嫉妬に向けるはずのエネルギーは建設的に使えます。

♡否定的な感情は他人だけでなく、いずれ自分自身の身体や心も攻撃

仕事のステップアップのために、とても難関な資格試験の勉強を始めた友人が、「以前は社内の上司の足りない点をみてイライラしていた。相変わらず上司は変わらないけれど最近はイライラすることがなくなった。今思えば、自分の仕事に集中していなかったな」と言っていました。

嫉妬をする上司との間にいろんな葛藤があったようですが、自分の目標がしっかり見えてきたら、悩みであったことが悩みでなくなったという良い例です。

何か周りの足りないことが視界に入って来たら、嫉妬される側も、あれ？ 今、少し自分の仕事に集中していないのかな？ と振り返ってみてください。

また嫉妬をする側も嫉妬の気持ちが強く出るのは、自分の潜在する力が発揮されないことも関係あるかもしれません。潜在して発揮されないエネルギーは行き場を失いこのような否定的な感情になります。

自分の中のどんな感情や想いが表現されたがっていますか。他人に嫉妬したときは、どんなことを羨ましいと思いましたか。あなたがやるべき課題のヒントはそこに隠されています。

このようなときは魂の調和からほど遠く離れてしまっています。

誰かに嫉妬するときは、現状自分の中でなんらかに満足していません。だからこそ変革、成長したいと思っているともいえます。

否定的な感情は他人だけでなく、いずれ自分自身の身体や心も攻撃してしまいます。

そんなときは自分の良い点・得意な点をさらに磨くことに集中してみてください。

2 ごめんなさいと言えなかった・言ってもらえなかった

♡あのときはごめんなさいと言ってみてください

カウンセリングをしていると、随分前にした自分の過ちを長い間、罪悪感として持ち続けている方がいます。「ごめんなさい」と素直に勇気を持ってそのときに言うことができていたら、きっとこのような気持ちに苛まれることは少ないでしょう。

もし、罪悪感を本人が顕在意識では感じていなくても、潜在意識下では自分のした行為は自分自身が一番よく知ってるので、深い部分ではその気持ちが眠ったままでしょう。

反対のケースもあり、自分が随分前にされたことを未だに許せないという気持ちを持ち続けている方もいます。その場合、怒りや屈辱感を持ち同時に悲しみを持っているでしょう。

しかし、どちらの立場であっても自分自身を攻め続けたり、また誰かのせいにすることもなく自分自身や他人を許すことができます。過去の自分の過ちに未だに罪悪感を持っている方は、その本人に会うことができたら、「あのときは、ごめんなさい」と言ってみてください。

そのプロセスは、勇気がいりますが、なにより自分自身が一番救われます。そして、自分自身を許すことができ、自己への愛のエネルギーを感じるでしょう。その行為によって相手の心にあなたを許す変化を起こすこともできるかもしれません。謝っても相手がそれを許してくれないかもしれませんが、それは関係ありません。相手は相手の都合で許し、気づいていきます。大事なのは相手

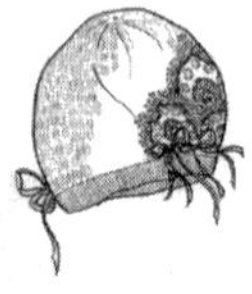

が許すことでなく、自分自身が自分を許すことができるかだけです。また許す側は、怒り、悲しみを素直に伝えることが心を複雑にしないポイントです。

例えば、謝りたくても、その相手と会うことができないときや相手がもうこの世にいない場合もあります。そんなときは相手を思い出し心から「ごめんなさい」と言ってください。その想いは時間や空間を越えて必ず相手に伝わるでしょう。

♡謝ることに抵抗が強い場合はその感情の元を見ていくことが必要

1回では心がしっくりしなかったら、時々思い出したときに同じプロセスを繰り返してください。いつか、心がふと軽くなった瞬間が訪れます。そのときこそが、相手の心にしっかりと気持ちが伝わったというサインです。その直感を信頼してください。

そして、これからは、自分が過ちを犯したと感じたときはすぐ謝りましょう。いつも謝ることを避けてばかりで謝ることが苦手な人がいます。一度この感覚を経験できたら、次からは「ごめんなさい」ということももっと簡単にできるでしょう。

他人と意見が違っていると自分が責められていると感じてしまったり、謝ることが負けることと思っている方がいます。また、自分がしたことに気づいていない場合があるでしょう。どちらにしても、もっと簡単に「ごめんなさい」と言えたらいいですね。

「ごめんなさい」という言霊は癒しの力があり、長い間、固まってしまった心さえ、溶かすことができます。謝ることに抵抗が強い場合はその感情の元を見ていくことが必要でしょう。

3　それは誰の悩み？

♡まず自分自身を振り返って自分をみつめてください

クライアントさんとお話をしていると、自分自身以外のことで深く悩んでいる方がいます。そのような方の多くは他人を思いやる優しさがあります。またその方と仲が良ければ良いほど、影響を受けてしまいがちですが、今回は、少しだけ違う視点からみてみましょう。

職場の友人が人間関係でストレスを感じています。そこで自分がそれを知っていて友人と同じように悩むということは少し違います。どんな状態であっても友人が自分自身でその課題から何らかの気づきや、乗り越えるときがきているので、そのようなことが起きているのです。一時的な失敗も含めて、相手が何かを経験をすることもとても大切なのです。

そして、友人の真の力を信頼してあげて、それを見守るだけでいいのです。時には、憂さ晴らしに付き合うのもいいでしょう。また、励ましの言葉や抱きしめてあげるだけでもいいでしょう。

しかし、その問題を自分の問題のように、自分の生活にまで持ち込まないようにしてください。それが難しい人に他人と自分の境界線を保つエッセンス（FESのピンクヤロー）や、他人が心配で心から離れない人にいいエッセンス（バッチフラワーのレッドチェスナット）があります。

自分の問題にフォーカスしないのは、もしかしたら、いつも自分の問題を後回しにしているからかもしれません。他人の問題に入りすぎず、まず自分自身を振り返って、自分をみつめてください。

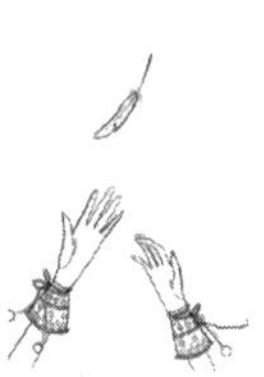

♡神様は、今なら大丈夫とその人にとって、絶好なタイミングで課題を持って来る

他人のことばかりをやっている人は、エッセンスを飲み始めると、自分自身のことをあまりしていないことに、気づいてびっくりするかもしれません。他人に優しくしないでいいよという意味ではありません。

自分の悩みや課題を、後回しにしていませんかということです。受験生を子どもに持つ母親がこんなことを言っていました。「まだ、第一志望の受験が控えているのだけど、すべり止めのつもりの大学がすべて不合格になり、今、とてもぴりぴりしているの。しかし、私もいっしょに落ち込んでみたり、家にじーっと居てもしかたないですよね。私はいつもどおりです」。

とても心強い母親です。それから後日談として、たったひとつ受かったのが、第一志望の大学だったそうです。今は高校生のときにできなかったおしゃれを積極的にして、どんどんきれいになっていると同時に、以前よりも自分に自信が出て来たように感じますと報告を受けました。

子どもはきっと、失敗を経験して、焦ったり、落ち込んだりしながら、諦めずに勉強をしたのでしょう。これも彼女の人生には後から振り返ればとてもいい経験です。一時的に不幸に思えるような出来事も、長い目でみたら、よりＨａｐｐｙになるための道のりです。諦めないことが大切です。

神様は、今なら大丈夫とその人にとって、絶好なタイミングで課題を持って来るといいます。今が、そのときかと自分の問題に取り組んでください。他人の心配をしている人は、その人がその問題を取り組み乗り越えていくことを信じてあげてください。信じる心はそれだけで、相手に十分届くもので、心配することは、心配をその人に送るのと同じことです。

4　他人と愛を分かち合う

♡分かち合いを通じて愛（分かち合い）がどんなものかを学ぶ

分かち合いは、1つの物がありそれを半分にし、それぞれで持ち合うことでもありません。1つの物を2人、3人と大勢で持ち、それを必要なときに分ければいいということです。そうすれば、そこには奪い合いもなく、愛があります。

これが上手くできないと、その物を必要でない人がたくさん持ち過ぎたり、集団意識にまどわされ足りているのに、心理的に不足感を感じたりするでしょう。そして、ほんとうに必要な人の元に物が届かず、その人達は不足感を感じることになります。

すると連鎖でより不足感、不安感が人々の心に満縁します。これが、食べ物であれば買い過ぎた結果、賞味期限が切れて捨てたりすることになります。ほんとは、必要な人が必要な分だけ持てばいいのです。

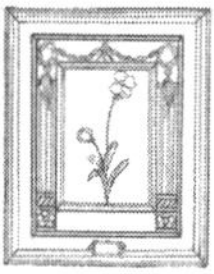

分かち合いは、なにも半分ずつ平等にでなくていいのです。自然界ではそのようになっています。ライオンは今、お腹が一杯ならば、目の前にいくらライオンの餌である草食動物がいても、次の日用の食料の確保のための狩りはしません。草食動物も、ライオンのお腹が一杯だとわかっていれば、一定距離を保ったまま、のんきに草を食べています。どちらもが、それをルールのように認識しているのです。私達は半分ずつにしなくても、この分かち合いを通じて、愛（分かち合い）がど

んなものかを学ぶことができます。

♡昔のやり方に固執せずに柔軟に変化することが大切

農作物の少しを虫のために、鳥のために少し分けて、後の多くは人間がいただくという農法もあると聞きます。このほうが害虫被害もあまり広がらなく、キャベツなどでは、虫が外側の葉だけを食べるそうです。人間のことだけを優先しすぎて、農薬の量を増やすとキャベツの中へ中へ虫が入って行き、よりキャベツの被害が大きくなるそうです。そこで農薬を強くしたりして虫とのバランスの取れた共存ができなくなり、まるでどちらが勝つかという戦いのようになってしまうのです。

これは、大きな視点でみれば、発展途上国と先進国の資源の利用での公平な利益分配、分かち合いのようなものですね。

私達は今、大きな意識のシフトを経験していきます。今までのやり方で改善するべき点は改善して昔のやり方に固執せずに柔軟に変化していくことが大切ではないでしょうか。

そして心が満たされていることが必要以上に求めないこととも関係があるのではないでしょうか。

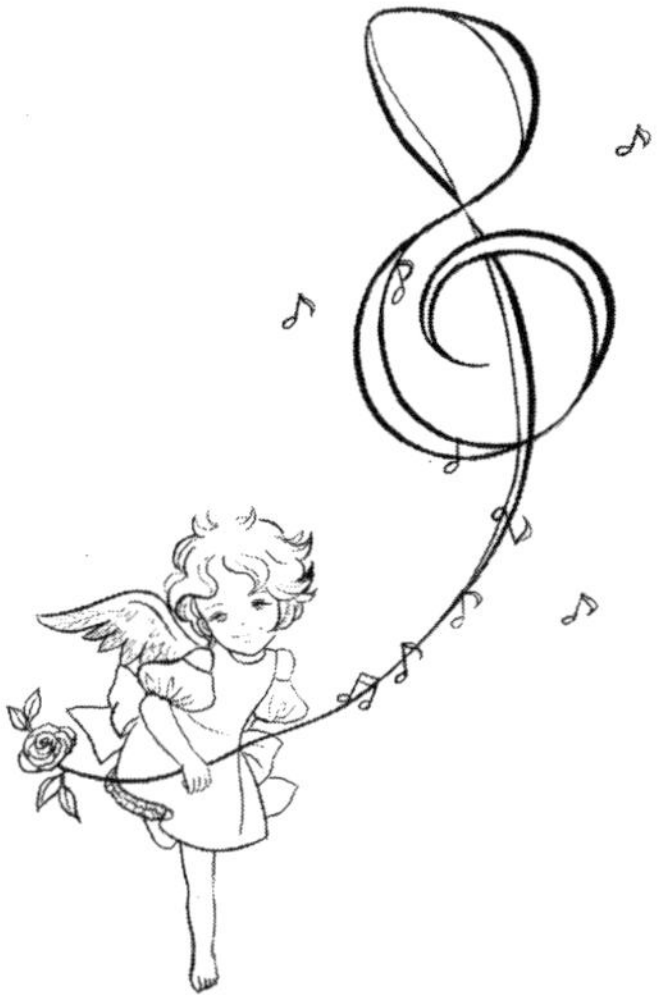

5　他人をサポートしている人

♡支える側も自分の心のメンテナンスもしていかないといけない

自分の問題ではなく彼や家族が鬱ですと聞くことがあります。もちろん、鬱になったご本人は真面目に限界まで頑張り過ぎてしまったから心を痛めてしまうのだと思います。鬱や看病で支える側からしても、以前のように少しでも早く元気になってほしいと思いサポートします。

しかし時には支える側も自分の心のメンテナンスもしていかないといけないので、感情やメンタル面でエネルギーを使い疲れるでしょう。他人を看病していると初めの頃はサポートする側も一生懸命ですが、少し要領がわかってくる頃、病人の症状が落ち着いてくるとお互いに我が出てきます。もう命に関わるレベルでないと認識すると、次の段階の欲求がお互いに出てきやすいものです。

例えば、私の経験ですが、父親が倒れたときに最初は命に関わることだったので、気が気でなく自分の生活どころではありませんでした。もちろん父親も死の恐怖で少し横になるのにも、寝たらこのまま目覚めないのではないかという恐怖と不安を持っていました。そのためにお互い他の欲求は二の次でした。

病状が落ち着き命の危機を感じなくなると、次はより良さを求める欲求が出てきました。お互いに自分にとっての心地よさとか通常のリズムを求めるようになりました。お互いが相手をいたわるよりも我が出てきました。

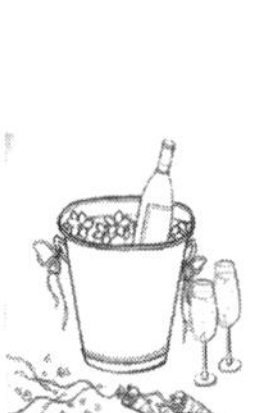

私の中にこのときに芽生えたのが父に対して、こんなにやってあげているのにそれ以上言わないでという気持ちでした。少し看病疲れもありイライラした気持ちが出てきた頃でした。これでは看病に行かなければいけないという義務感になっていて看病の本質から外れてきたと自覚はしていました。

しかし、わかってはいても気持ちが切り替えられずにいたのでエッセンスを飲みました。病院までの遠い距離を自転車で走っていたときに、父に対して「私は看病しているから大変なんだよ。わかってよ」ということばかりにフォーカスして、父への献身の気持ちはすっかりと消えていたことに気づきました。

♡マザーテレサのような献身だけ（愛）だけが病人の心に光を与えられる

マザーテレサのような献身だけ（愛）だけが病人の心に光を与えられるのでしょう。マザーテレサは、「私はこんなに大変です」とは言いませんでした。ただ一日一日、愛を表現しただけでしょう。

父親がそのときに口うるさくなったのは、父は死を覚悟したので生きているうちに私に言っておきたいことを言っていることに気づきました。

ヒーラーや治療家の方は少しでも自分の時間をとってリフレッシュをしてください。自分が元気でないと他人は癒せません。

特にこのような仕事を始められたばかりの初心者の方は、自分と他人へのエネルギーバランスに注意してください。長くこの仕事を続けていく上で大切なポイントです。

6　他人や環境のせいにする

♡今この瞬間からすべての選択は自分ができると気づいてください

例えば、両親に結婚を反対され結婚することを止めてしまいました。それから長い間、良いパートナーに出会えずに未だに恋人がいないというとき、その原因を親のせいにはしていませんか。親のせいにしている期間は自分磨きをしないでいいかもしれません。両親に怒りを感じていて両親を許せないと思っています。

そのきっかけをつくったのは確かに、両親かもしれませんが、自分が今、幸せでないことの原因を両親のせいにし続けることは、自分の最後の選択の責任から目をそらせたいのかもしれません。

このような場合、そのときは自分自身に正直であることより、両親を喜ばせることが大切と思っていたり、両親の期待にそういうことを一番に考え過ぎていた結果かもしれません。そうであれば、今この瞬間からすべての選択は自分ができると気づいてください。

すると、良くないことが起こったときに他人のせいにすることもなくなるでしょう。

そして、自分の人生にも責任を持つことができるでしょう。いつも自分の正直な気持ちに気づき、勇気を持って、言葉や行動で自分自身を自由に表現していくことだけに集中していればいいのです。

もし、それが上手くできなければ、自分自身の中に何か不安や自信を持てない原因が何かを見つめてみましょう。そして、どんなときも最後は自分が選択できます。

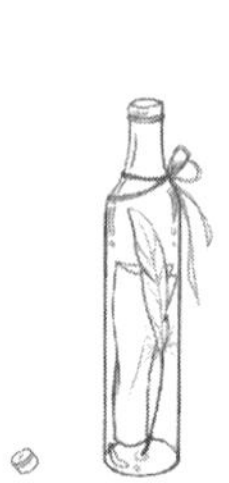

♡ネガティブな経験も豊かな喜びに進むプロセス

いっけんネガティブな経験も豊かな喜びに進むプロセスでしかありません。他人や環境のせいにするのはとても簡単です。そして気をつけていないとすぐ、そのようなことをしてしまいがちです。そのことに気づき、すぐにその芽を摘むのが大切です。魂は潜在的に目覚めたがっていて、いっけん不幸と思われる病気や事故や辛い経験からも、目覚めのチャンスをうかがっています。

そして今がそのときというときには、いとも簡単に目覚めのときを迎えます。そのときは抵抗しないでください。まず現状を受け止めましょう。例えば、死に直面して自分の人生を振り返り生き方を改める人もいます。そして、次のステップに進んで行くときは決して楽ではないでしょう。そんなときにこそ、自分自身を優しくいたわってください。

まるで映画を見るように自分の人生をみてください。自分を客観的に見る視点ができると見えてくる世界が変わってきます。

映画の主人公は悲しみや苦難も乗り越えていきます。自分も映画の主人公と同じような舞台ですべての経験を楽しんでいるのです。そして見ている側はちゃんと主人公の成長やハッピーエンドを知っているから楽しめるのです。

それは私達の人生におきかえても同じです。本来の私達は深いレベルでは経験する喜びを本質的には知っているのです。つまり生きていて感じることができる喜びです。

自分が主役の映画を信頼してください。自分にどんな主役を演じさせたいのでしょうか。もう私達の映画は始まっています。もう後戻りはできません。それならば一緒に楽しみましょう。

7　両親との関係

♡自分の自信がないのは親のせい

カウンセリングをしていると自分は両親の被害者だと思い込んでいる方がいます。

「自分の自信がないのは親のせいです。以前占いでみてもらったときに両親とのカルマが強いので、私は家族関係で苦労するといわれました。両親にはとてもイライラします」というクライアントさんがいました。

では「ご両親を一言でいうとあなたにとってどんな存在ですか」「父は手間のかかる人、母は私を束縛する人です」。そこで、彼女のいうように、家族代々伝わるカルマやイライラをなだめるエッセンスがあるので調べてみましたが、それについての反応はどちらも出ませんでした。

そして今の彼女に必要なエッセンスと選ばれたのは、①新しい観念や考えを取り入れ、オープンマインドになり自分と異なる人に対しての寛容さを持ち偏見をなくす。②他人に敬意を払い謙虚になる、自分のやり方にこだわり過ぎる、傲慢になり、人を支配したがる傾向をなだめる。③人生のあらゆる局面で感謝ができる、日々が楽しくなくてイライラしてしまうときに。

この結果にしばらくは目を丸くしていましたが「私自身の問題だったのですね。しばらく飲んでみます」と帰っていかれました。今の彼女にとって必要なエッセンスは自分自身を見つめるきっかけになるようなエッセンスでした。自分の中の才能や創造性を長い間、発揮できないとそれを他人

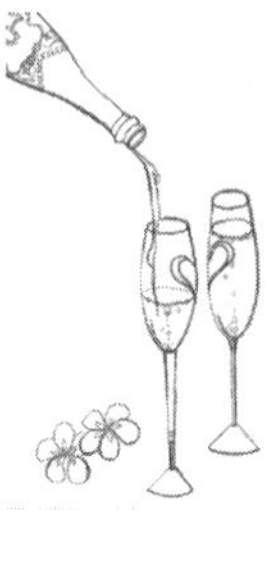

や環境のせいにしたくなるものです。

カウンセリングをしていて、「あなたが好きなことは何ですか」「どうしたいのですか」と問うと、「わかりません」「したいことがあっても、いつも母が反対してできません」と答えが返ってくることがあります。このような場合は、長い間、自分の本当の気持ちに向き合ってこないで自分を抑えてしまったのでしょう。そして、一時的で表面上の円満を考えすぎた結果でしょう。

♡自分の「好き」に取り組めば多少のことは頑張れるもの

今からは反対されても自分がやりたいことがあったら、どんどん挑戦してください。私達は誰もが自分の世界からしか物事を見ることしかできません。ですから、その経験がなければ反対することもあるでしょう。反対されて自分が屈する場合は、自分が意志を強く持ちそれをやる情熱を持っているか、自分自身をどれだけ信頼できているか、そこがポイントになるでしょう。それを両親が反対するからできないと思うのは、実は自分が向き合う準備ができていないからでしょう。

しかし、最後まで反対をされるかもしれませんが、それは相手の問題です。相手が受容を学ばないといけないのかもしれません。自分の「好き」に取り組めば多少のことは頑張れるものです。そして自分が頑張った結果次第では反対した人にも大きな気づきを与えられるでしょう。

例えば、幼いときから母親から、あなたには赤は似合わないといわれても、本当は赤が好きなら着てください。両親や周りの人達はあなたが変化することによっていろいろな反応があるでしょう。

そのことを恐れずに自分はこの色が好き。その気持ちを大切にしてください。

8　自分のことばかり考えていないか

♡人は自分にばかり意識がいっているときに苦しむ

宮沢賢治の詩集『修羅』の中に「また人に生まれてくるときはこんなに自分のことばかりで苦しまないように生まれてきます」という一節があります。

人は自分にばかり意識がいっているときに苦しむように思います。苦しむ原因が人間関係ならばときには、最初は難しいかもしれませんが、自分を苦しめる人と感じている人に意識を合わせてみると、また違った世界が見えてくるかもしれません。

ユーモアは深刻な状態から抜け出させてくれます。笑いは、深刻だった状況から私たちを救ってくれます。何事も物事の陰の部分に視点を合わせすぎると自分を取り巻く世界が寂しく冷たく感じ身動きができなくなるものです。物事には必ず陰陽があります。

例えば、誰かに用事でメールを送ったとします。その日に返信がありませんでした。次の日も返信がありませんでした。

そのとき、あなたはどう思いますか。なんで返信をくれないのだろう？　嫌われたのかなと思うのであれば、今は自分を中心にしか物事を見れなくなっているでしょう。相手はもしかしたら、大変な用事が入って返信どころではないかもしれません。病気かもしれません。勝手な推測をしてがっかりしたり、傷つくことはありません。

待つだけでなく自分から電話をかけてもいいでしょう。相手はそれでも出ないかもしれません。しかし、それであれば相手側に電話に出る余裕がないのでしょう。相手の自分への対応でがっかりしたりしないでください。いつも相手から返信がないならば、はっきりとその相手に連絡をしたら返信をくれないと不安になりますと伝えるのがいいでしょう。怒っていたり、がっかりするのではなく、その現状に対して何らかの対策を練ればいいのです。

メールの返信が苦手な人もいます。また用事があれば相手先からもう一度連絡があると考える人もいます。みんなが自分と同じではありません。それでも自分はイヤであれば、お付き合いをしないのも選択です。

♡不安になる元の感情を癒せば無駄に傷つくことも減る

ただ、それでは自分からお友達の幅を狭くしてしまうかもしれません。このような人は他人とのコミュニケーションが苦手な場合が多く、自分の気持ちや要望を相手に伝えられなく深刻に考えてしまうことがあるでしょう。

しかし考えすぎずユーモアを持って相手に伝えるのがいいでしょう。この場合、過去に何らかの人間関係で辛かった経験や相手を信頼するのにトラウマがあったりすることも考えられます。

また、自分ももしかしたら同じようなことをしたことがあるので、されたのかもしれない？　と思うのかもしれません。このようなときは、罪悪感を消すエッセンスを飲んでください。不安になる元の感情を癒せば無駄に傷つくことも減るでしょう。

9　他人との関わり方がわからない

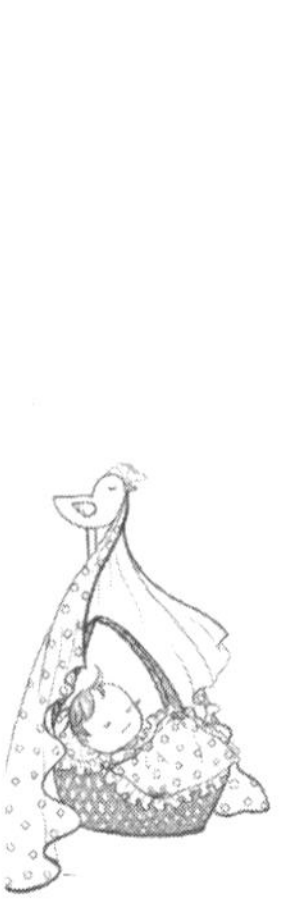

♡人に尽くすことは美徳の1つ

オーストラリアン・ブッシュフラワーエッセンスの創始者イアン・ホワイト氏が「人のために尽くすのは1週間のうち4日ぐらいでいい。6日だとやりすぎです」と言っていました。

人に尽くすことは美徳の1つだと思います。しかし親切にしてもらっているのになんだか息苦しくなった経験はありませんか。または、「ちょっとひとりにしてくれないかな～」とか「あなたの気持ちがありがたいけど重たい」と言われた経験はありませんか。

なぜこんなに一生懸命相手を思っているのに、そんなことをいわれるのかと思ったことはありませんか。人に必要以上に、親切にしすぎてしまう人の潜在意識下にこんなことが隠れていたりします。

例えば、次のことに心当たりはありませんか。

(1)　親切にすることで相手に何らかの見返りを求めている。それは言葉かもしれません。物質的なことかもしれません

(2)　自分自身の罪悪感や後悔の埋め合わせをしている

(3)　自分自身の今ある問題から目をそむけている

(4)　その人に側にいてほしい

しかし人間にはいくつかのタイプがあります。

たくさんもらっても足りないといつも不足を感じる人。

例えば、自分のパートナーに「尽くしてもらうのに4日ではぜんぜん足りない。7日間かまって」という人。

少ししかもらっていなくても十分と感じる人がいます。「4日も私に尽くさないで、自分のことをしてね」という人。

そして必要以上に相手をかまいすぎてしまう人。「もう、ほっといてくれないか」といわれる人。

そして相手に無関心な人。「いつも自分のことばかり考えてないで、たまには周りのことも考えて」といわれる人。

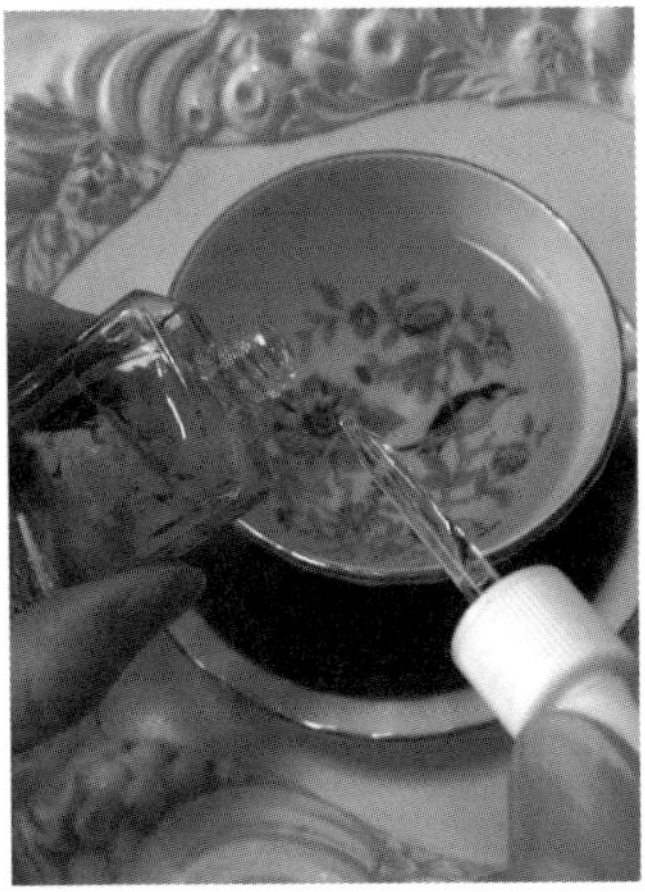

フローラコロナのローズのフラワーエッセンス。コンビネーションボトル。とってもかわいいボトルなのに効果はパワフルです。

多くの人が男女関係に関して多少の失敗やトラウマを持っています。両親との関わりもその後の男女関係に影響を与えます。

♡何事もほどほどの加減が大切

このようにトラウマがあると、必要以上に相手との関係に不安を持ち、必要以上にかまってしまうかもしれません。自分ひとりの時間を大事にして、自分に立ち戻り、自分のことに専念することが大切です。自分がほんとうの意味で独立していないと、自分自身が尽くす相手がいなくなったとたん、ぽっかりと穴が開いたような淋しさを感じることになりやすいでしょう。そして相手には好意も気が重く感じてしまいやすいものです。

そのため、介護などで人のお世話をしているような人は、燃え尽きずエネルギーを自分のために残し、使うことが大切です（ブッシュフラワーエッセンスのアルペインミントブッシュ）。

今の自分はどちらかに傾きすぎてないですか。

春秋時代の中国の思想家、儒家の始祖、孔子の言葉で中庸という考えがあります。「考え方・行動などが1つの立場に偏らず中正であること。過不足がなく、極端に走らないこと」です。

何事もほどほどの加減が大切でしょう。何か新しい観念を取り入れるときに、これはすばらしいと思い取り入れるのはいいのですが、

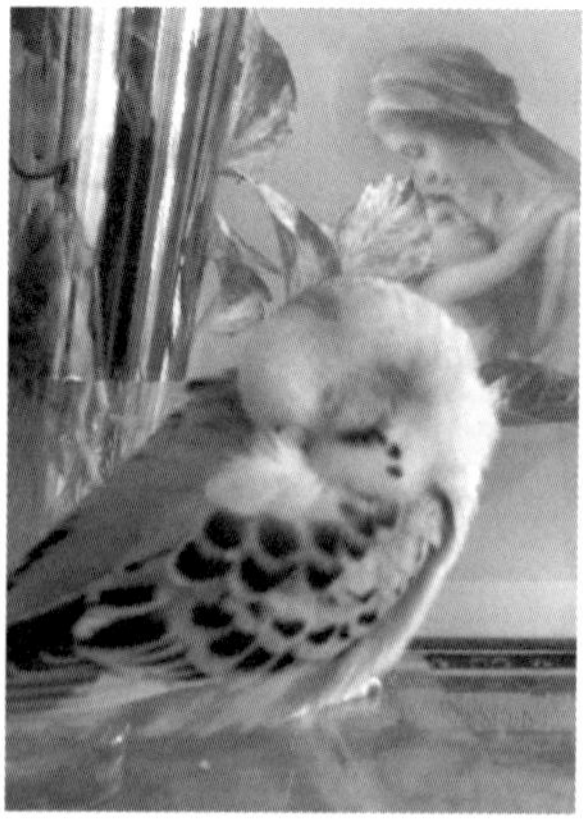

今までのものをすべて受け入れないようなことをすると、世界がとても狭くなります。他の分野の人達とも分離してしまいます。何かに熱心になることは、とても良いことですが偏りすぎず幅を持っていることは大切です。少しの遊び心の部分を残しておくと心にスペースもでき、考え方にもゆとりが出ていろいろな対応もできるでしょう。

私達は多様な世界にいます。

狭い窓から外を見るのと、開放された窓から世界を見るのでは楽しめる幅が違うのではないでしょうか。

⑥愛すべき自分との付き合い方

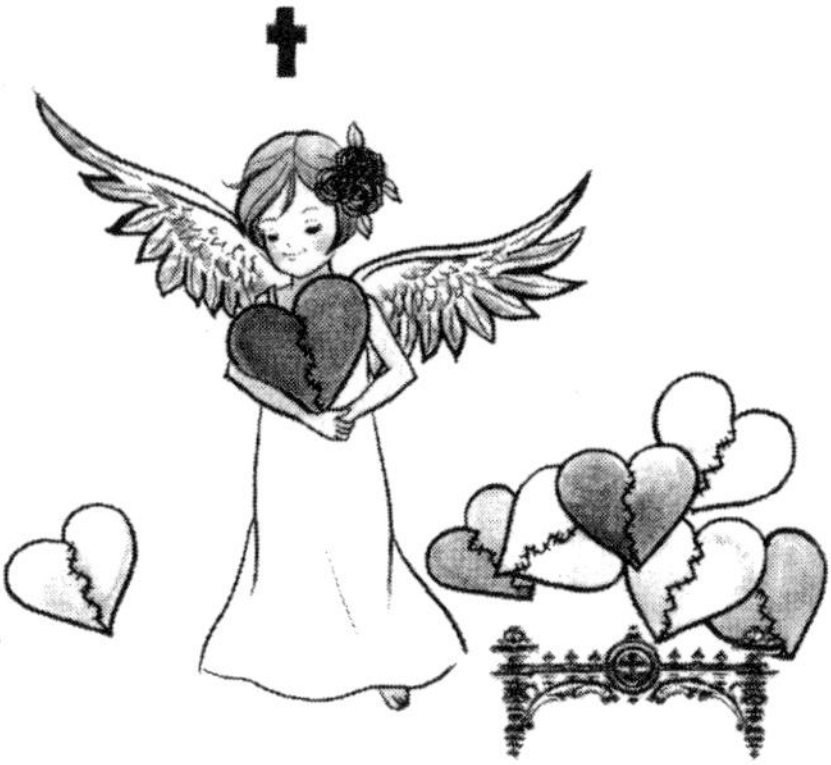

1　他人の期待にこたえるのではなく自分を表現する

♡他人との争いを避け協調を好む人の傾向

多くの人が自分自身を正直に表現するのに多少の恐怖を持っているでしょう。すべてをさらけ出したら自分は愛されないのではないかと思ってはいませんか。そして自分を大切にすることや正直な気持ちよりも、他人を喜ばせるために相手の期待にそうような発言や行動をしていませんか。

他人との争いを極端に避け協調を好む人は特にその傾向が強いでしょう。そして穏便にその場を過ごすために相手に合わせようとします。このようなタイプの人は、相手が自分の意志を強く持った人といるとその力に屈する場合もあるでしょう。自分の意見を発言するより、周りの人やグループ全体に自分を合わせます。それを自分で意識している場合と、無意識にしていて気づいていない場合もあります。

外国人の女性のクライアントさんが興味深いことを言っていました。彼女は日本に15年近く住んでいます。会議で自分の意見を発言すると、日本の会議では自分の意見を発言する人がほとんどいないので、だんだん自分だけが孤立したように感じてしまうそうです。誰も彼女に対して何も言わないそうです。

しかし、「ここは、日本だから皆のように合わせなくていいのだろうか。今までのように自分は発言してもいいのだろうか」という悩みでした。もう、この時点でとても彼女は日本人のような発想になっています。彼女にはもちろん今までどおり、自分の意見を発言することをお勧めしました。彼女をみて意見が皆と一緒でなくてもいいと気づく人もいるかもしれません。彼女の意見が正しい、正しくないという観点からだけでなく、自分の気持ちを気軽に話しシェアできることが大切だと思います。自由な発言やいろいろな意見の中から、より良く新しい方法や方向性が見つかります。

♡自己表現が苦手な場合、感情的な問題を持ち、喉にトラブルを持っていることが多い

私達は少なくとも意見を求められたときだけでも自分の意見をしっかり表現しましょう。そして話すときはうわべの口先だけでなくハートとの矛盾がないように言葉にすることを心がけましょう。ハートを通して話すことが大切です。

オフィシャルな場所での発言にはテクニックとして言い方や言葉遣いを学ぶことも大切でしょう。発言がいつも自分ひとりだけ違うなら自分が属しているグループが違うのかもしれません。それなら同じような考えや信念を持ったグループを見つけることも必要になってくるでしょう。

みんなそれぞれがユニークな存在です。いろんな意見や考えがあるから世界が面白くもあるのです。自分がどう見られるかばかり意識しすぎていると、本当に望む自分の人生を創造できません。個性的な自分をもっと愛しましょう。そこが魅力なのですから。人と同じである必要はありません。

自分を表現することは咽喉のチャクラと関係があります。自己表現が苦手な場合、感情的な問題を持ち、喉にトラブルを持っていることが多いです(ヒマラヤンフラワーエンハンサーズの喉のチャクラ対応オーセンティシティ)。

2　嫌いなことを克服するよりも好きなことを伸ばす

♡嫌いなことを義務感や罪悪感や道徳感からやっていませんか

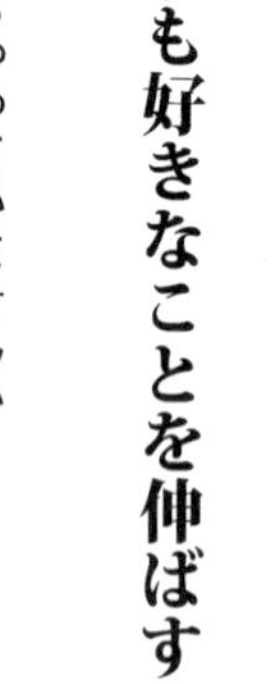

嫌いなことを好きになるより、好きなことを追求するほうが大切かもしれません。好きとは時間がなくても、ついしてしまうことです。

嫌いなことを好きになる努力をするより、好きなことに専念したほうが、幸せを感じていられます。嫌いなことは専門家に任せて空いた時間を好きなことに使えば、時間が限られた人生の中で何かを成し遂げる力になるかもしれません。

好きなことをたくさんしていれば心の中に矛盾が起きたり、葛藤が起こらないでしょう。嫌いなことを長い間続けていたら心の中は矛盾や葛藤だらけです。すると、だんだん自分は何を望んでるいのかわからなくなるものです。

そして自分は何もできないと自信をなくします。そして自分は社会や誰かの被害者であるかのような気持ちが芽生えたりすることもあるでしょう。最終的には無気力になる可能性もあります。そうなる前にまず自分が何が好きで、何を表現したいかを考えてみてください。

嫌いなことを義務感や罪悪感や道徳感からやっていませんか。そこをみてください。

また、誰かに認められたくて、誰かに何かを証明したくて行動しているかもしれません。自分の気持ちに気づかないふりをしないで向き合うことをしましょう。

♡自分が好きなことをしている幸せをもっと感じよう

好き、嫌いは、ただの感情です。嫌いなことを意識しすぎたり、排除しようとしたり、抵抗しすぎたりしないでその部分と仲良く付き合っていきましょう。

嫌いなことがわかれば、専門家に任せる選択をすることもできます。まず受け入れ嫌いという感情に罪悪感を持ったりしないでください。

受け入れると対策を練ることもできます。そして私は「何が一番好きなのだろう」と自分の好きを知る手がかりになります。自分の好きなことをすることはとても大切です。

気持ちは楽しいことにシフトし始めます。すると、ささいな悩みや気になることは解消します。こうなるともっとモチベーションが上がって、もっとこうしようと楽しむことに積極的になり始め、より良いサイクルが始まります。

自分が好きなことをして、幸せをもっと感じましょう。好きなことがわからない人はいろいろな経験をしていない場合もあるでしょう。

自分の好きなことを探すこと、情熱を注げることを見つけられることは人生の質をより良い方向へ持っていってくれます。

好きなことがわからなければ探してくださいね。必ず見つかります。

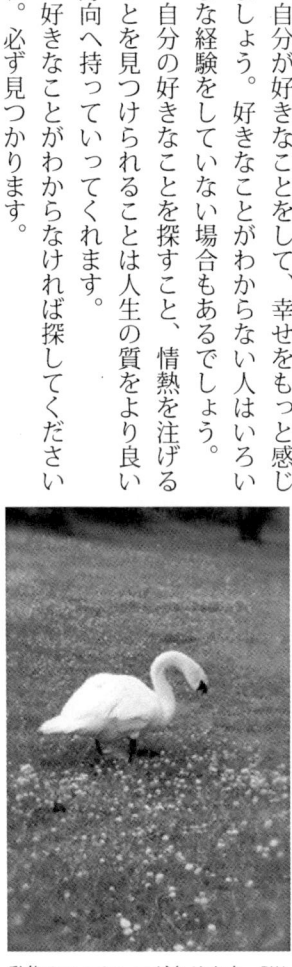

動物のエッセンスがあります。PHIに白鳥のエッセンスがあります。このエッセンスは美しさを放ち人生にハーモニーを与えます。

3　時には直感に従い行動してみよう

♡迷ったときにタロットカードを引く

私は迷ったときにタロットカードを引いてみます。タロットカードを引いてみると的確な答えが出たりします。そのときに、引いた内容が少々受け止められずに不満で再度引いてみると同じカードが出たりします。これはタロットを使っている方は経験があるのではないでしょうか。

タロットカードでなくても問題の答やヒントが欲しいと意識していると、必要なメッセージや答えは求めれば何らかの形で答えは返ってきます。あるときは、ポスターのキャッチコピー、映画の主人公の言葉だったりします。

そして、そのメッセージを受け止めてから、どう行動するかが大切です。

ただ受け止めたメッセージを頭で気のせいだと疑ってみたり、いろいろ考えて結局何も行動しないではよけいに悩み深くなり、くたびれてしまうように思います。

カードを引いてみて、どちらかに決めて行動を起こす。するとしばらくすると違う道が見えて来たりすることがあります。そのときは、またその時々にどちらかを選択して進むだけです。

しかし、頭だけで考えてしまっていると、どうどう巡りの中に陥ってしまいます。そのような場合、時間があまりにもかかると、ますます怖くなって動けなくなってしまいます。

♡完璧を求めずに、そのときの選択が最高の選択と信じて進むしかない

私達は完璧を求めずに、そのときの選択が最高の選択と信じて進むしかありません。どうしても自分では答えを出すのに迷うときは、遊び心でカードを使ってみるのもいいでしょう。カードを使って、もし良くないカードが出たら、カードのいうように行動して失敗したら？　と心配をする前に大切なのは、物事を良い、悪い、成功、失敗といいますが、良い、悪いも成功、失敗もどこに視点に置くかで変わってくるということです。

例えば、一度、結婚をして離婚をしたら失敗かというとそうでもなく、離婚をした後に理想の人と会い再婚した場合、それは結果的に、そのような基準だけでみたら成功でしょう。ここではわかりやすく表現するため、結婚を成功、失敗という表現をしました。

結婚を迷っていて、タロットカードで決めたという友人がいます。カードで決めたにしては、とっても素敵な方でした。もちろん相手を直感的に信頼していたからだと思います。何かを決断するのに時間をかけ過ぎてぐずぐずするより、時にはそれぐらいの気持ちも大切です。

クライアントさんのカウンセリングの後に、時々タロットカードを引くこともありますが、選んだフラワーエッセンスと同じようなメッセージや質問の後押し、勇気をくれるメッセージが出て驚かされます。タロットカードは自分で何十枚もの中から、たった1枚～数枚のカードを選択します。

潜在意識下ではその答えを自分が引き寄せる力の法則も働くのでしょう。つまり皆それぞれが、自分自身の本当の心の声を、そして、それをするのに何を必要としているかも、すでに知っているともいえますね。それをカードが表現してくれるように思います。

4　反対をされるからできない

♡やっていることに自信がついた時点で時期をみて周りに話す

何かを思い立ったときに、家族や恋人や友人に相談して反対されると、すぐやる気をなくしてしまう方がいます。何かをやろうとすると反対されていつも自分の意志を通すのが苦手な人は、何か始めるのにシークレットで始めるのもエネルギーがもれないのでいいかもしれませんね。

そして、やっていることに自信がついた時点で、時期をみて周りに話してもいいかもしれません。身近な人達こそ本来はそうであってはよくないのですが、つい言いたいことを言ってしまいます。また相手に思いどおりに、自分の理解、許容できる範囲で行動してほしいと思うものです。そして、ほとんどの人が変化に対して一種の恐れを根底に持っています。そのために冒険より、安定をと思う気持ちから反対します。またその人が自分の属しているところから離れていくことで自分が置いていかれているようで淋しく思い反対する人もいるでしょう。何事もそれを楽しんでいる人に相談したら、応援してくれるものです。

私達は自分のハートが何かインスピレーションを得たときに、何かをやってみたい！　と思う気持ちが起こります。そのときにまず実行していくことが大切です。途中で止めると湧き出たエネルギーが行き場を失い滞ってしまいます。すぐに行動に移せば、情熱のほうが勝っているので上手に進みやすいでしょう。

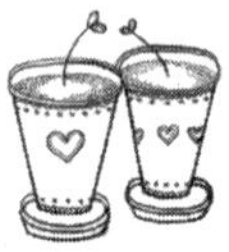

♡やりたいと思いすぐ行動に移せば、情熱のほうが勝っているので上手く進みやすい

やりたいなと思ったときは、どんどん実行してください。周りの人達に気兼ねしなくてもいいのです。そして、合わなければ止めればいいだけです。情熱の注げることをみつけてください。何年もしてから私はあれがやりたかったと言わないためにすぐ始めましょう。

ぐずぐずしてしまうのは、また過去の失敗の経験が蘇り恐くなってしまったり、行動する力が弱かったり、情熱が冷めやすかったりする場合もあるでしょう。また、やったことについて判断されることを怖れ過ぎたりしている場合もあるでしょう。ぐずぐずしてやるチャンスを失うことが続くと、自分の身に起こることをあの人が反対するから私ができなかったと誰かのせいにしたくなるものです。自分のやりたいことは実行できると思えることが大切です。自信がついてきたら反対されても自分のやりたい気持ちを周りに話してください。

そして、親は子どもに対して子どものやることに、しっかり話を聞く前に「そんなことは反対です」と気持ちをそぐような言葉を言わないように心がけましょう。

それよりどうしてそれをやりたいか、を話を聞いてください。そうすることでその子どもの自主性も育ちます。自分の意見を言おうとしてもさえぎられてばかりいると、いつまでたっても親の気分や意見ばかり気にしている子どもや、手のかかる子どもになりやすいでしょう。

子ども自身に考えさせて失敗を経験するチャンスや、自分が願えば叶うことを学ばせてあげましょう。そして願いは叶うというとても大切なことにブロックをつくらせないようにしてあげましょう。

5　許しと手放すこと

♡エッセンスを飲むと今まで閉じていた心のフタが開く

エッセンスを飲むと今まで閉じていた心のフタが開きます。心のフタが開くと、心の中のモニタリング（監視・調査）が始まります。

まず、その中で何を残し、手放すかを選択する中で、そのときの感情を再度思い出すことになります。しかし、二度と思い出したくもない潜在意識下にある辛い感情の掃除をするよりも、もう一度これはなかったことにしょうと潜在意識に上げないように心にフタをすることもできます。

しかし勇気を出して過去の感情の掃除を始めると、わけもわからない不安感や悲しみが、ひとつひとつなくなっていくでしょう。しばらくはその辛さの残像のような気持ちが残りますが、だんだん消えていきます。このときに、いや、まだあの憎しみを手放したくないという選択ができます。

怒りや憎しみの感情を持っておくか、手放すかは本人の選択です。

ただ、自分でも手に負えなくなる段階になる前に、少しでも症状が軽いうちにエッセンスを飲むことが助けになるでしょう。

いくらエッセンスを取って気づきがあっても、最後の最後にはやはり、自分自身が決定権を持っていきます。ネガティブな感情をそのままにしておくと、どこかで、その感情に縛られていることになります。

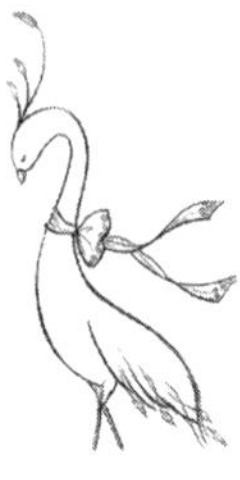

♡許すということは強さの証

学生時代の定期試験が迫った1週間前の心理は皆さんも経験があるでしょう。その時期は、やりたいことがあっても、それには集中できません。たとえやったとしても、何か引っかかりがあり充分楽しめなかったりします。

このように悩みを持ったままですと、いつもそんな状態が続いているのです。

そして、いつも引っかかっているようなこと、悩みを抱えているままですと、自分のこれからの選択にも少なからず影響は出てくるでしょう。

例えば、誰かを許せないという感情を持っていたとすると深い部分では自分を許せないことと同じです。自分のためにも他人への許しはあるのでしょう。時々、他人を許すワークをすることをお勧めします。

このワークをすると思いのほかいろいろな人達に怒っていたり、わだかまりがあったことに驚くでしょう。そのような感情は肉体、精神を蝕みます。そして、自分の人生に起こることをまず受容しましょう。

受容できたときから自分の身に起こる責任を他人のせいにすることなく自分で引き受けたことになるでしょう。他人を許すことを先送りしていてはそこから学ぶチャンスさえつかめません。

他人や自分自身を許しその先の自由や心の開放感を味わってください。

インド独立の父と呼ばれているマハトマ・ガンディー氏（Mahatma Gandhi）の言葉でこんな言葉があります。弱い者ほど相手を許すことができません。許すということは強さの証です。

6　直感の見極め方

♡直感的に動くことは物事が滞ったときなどにお勧め

何か行動するときに「～したい」という感情が出ても、金銭的なことや移動時間を考え躊躇することがあります。とくにネガティブなパターンに陥っているときは行動する一歩を躊躇してしまいます。

しかし、すぐ行動に起こすことが大切なときがあります。行動をすることによって気分が変わることが多いからです。気分が変わることによって物事を見る方向性も変わってきます。

この気分が大切で、感情が変わるとエネルギーパターンも変化します。

例えば、土地にはそれぞれの磁場があります。

元気がないときは波動の良い場所や神社や自然の中に行きたくなったりします。私達は磁場からエネルギーをいただこうと無意識に、また意識的に行動するのでしょう。

土地でなく、これを人に置き換えると自分の元気がなくなると会いたくなる人や、電話をして声を聞きたくなる人は、その人が比較的いつも自分よりよい気を出している場合でしょう。気は高い所から低い所に流れるといわれています。これはエネルギーの法則です。

私達が元気な人に会うときはその人から元気を分けてもらっています。また反対に自分が元気な時は他人に元気を分けてあげています。私達は気分を変えるためにバランスを取り戻そうとする手

だてをその時々に知っています。

しかしそのときに直感やハートの声に従わず、頭でいろいろな理由をつけて行動しないことを選択することがあります。また元気をいつも他の人から分けてもらおうと依存をしてしまい自分では行動しない選択をする場合などもあります。どちらもお勧めできません。

直感的に動くことは、物事が滞ったときなどはお勧めです。自分の経験上、突破口になることが多いと思うからです。心の中から情熱が湧き上げたときに停めないで行動すると良い出会いがあったり、貴重な経験をしたりするものです。

♡憂鬱な気持ちになったら答えはＮＯと受け止めその直感を信じてください

直感が来たときに本当かどうか迷ったときは心に焦点を合わせてみてください。

そのことを考えると、ハートの扉が開いたような感じやワクワクしますか。身体は力が抜けていますか。それとも、ハートの扉が閉まるような感じがありますか。憂鬱な気持ちや暗い気持ちになりますか。肩や首に力が入っていませんか。

ワクワクしたら躊躇をしないで直感を信じて行動してみましょう。

憂鬱な気持ちになったら答えはＮＯと受け止め、その直感を信じてください。

頭で考えるとわからないこともハートに聞くと、答えは身体の反応が教えてくれます。

今までで一番楽しいときのことや悲しかったときのことを思い出してください。そのときのハートの辺りで感じる感覚を参考にしてください。

8　自分を尊重する

♡他人に苦しめられている人は優しくお断りすることも大事な課題

カウンセリングをしていると、家族や恋人や会社仲間や友人からひどい言葉を言われたり、ひどい仕打ちをされても我慢し続ける人がたくさんいます。

そんな人が、そこから自由になるときは少し大変です。往々にして、相手を変えるというよりは自分自身が変わらないと物事が進まないことが多いからです。

相手が変わるということは、その本人が気づかない限り変わらないからです。相手の変わるのを待っていては、いつになるかもわかりません。他人に苦しめられている人は、何もかも受け止めることばかりでなく、優しくお断りすることも大切な課題です。

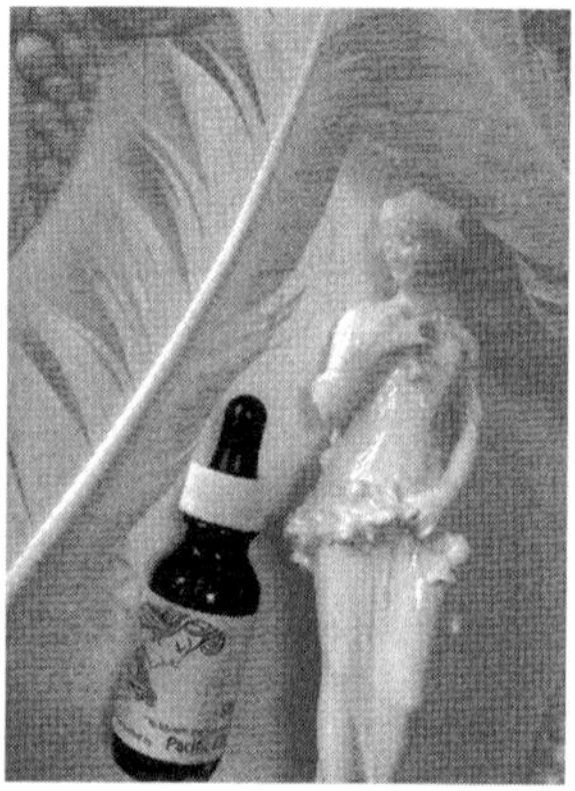

パシフィックエッセンスのシータ女神のエッセンス。ブルームーンの日につくられました。

そしてなにより、このようなタイプの人は自分が相手を尊重するように自分自身も尊重してもらう価値ある人間だと認識することが大切です。最初はお断りすることにも抵抗を感じるかもしれません。しかし、少しずつでもトライしてみてください。

初めは、いつも理解がある人と思われているので何

かを言って相手から感情的になられることや、反対に冷たく対応されることがあるかもしれません。

しかし、そこで相手が気分を害したからといってまたフォローしていては、相手にコントロールされたままで変われません。コントロールする相手は意識して、または無意識でやっていますが、不機嫌になったり、淋しそうにしたり、病気になることもあります。この場合、コントロールする側は自分の意志を伝えることや、淋しさなどを癒す必要があります。

コントロールされる側は自分が相手からコントロールをされない選択をすることで、コントロールする相手も自分の課題に向き合うことができるチャンスができます。その選択をするのに罪悪感を持たないでください。このような場合、多くの人が幼い頃から、相手の機嫌を損なうのは自分のせいと思っていることがあります。相手が不機嫌になろうが自分の責任ではないということを知ってください。それは相手がある事柄に対して、不機嫌でいる選択をして不機嫌でいるのです。その場合、相手はまだそれに気づいていないだけです。思いやりを持って自分の気持ちを伝えましょう。

またそうすることで今まで仲が良くても離れて行く関係も出てくるでしょう。そのことにこだわらず勇気をもって、そこを超えると新しい関係を築ける人に会えるものです。自分が当たり前に属してきたグループに違和感を感じたり息苦しく感じたりしてきたときは次の段階に行ったほうがいいよというサインです。

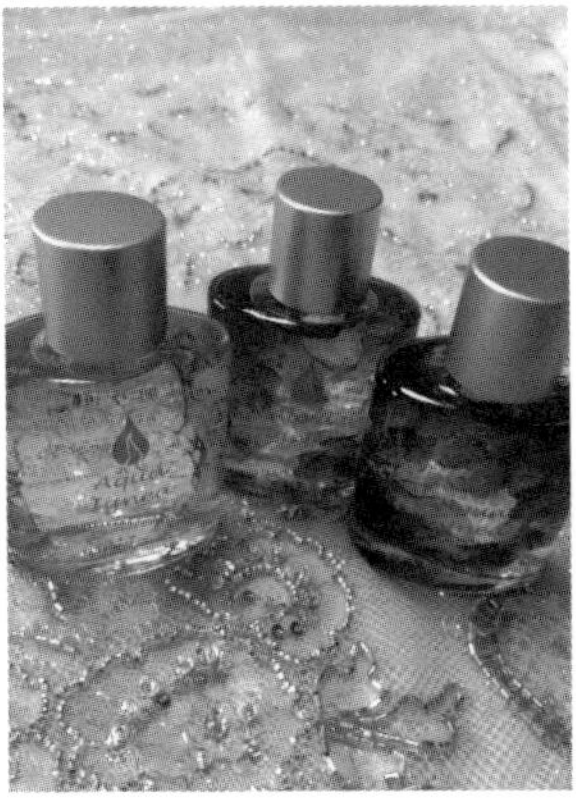

アクアイグネシア。フラワーエッセンス、ジェル、水、エッセンシャルオイル入り。体につけます。

♡私の人生こんなはずでなかったと思ったら、次は幸せの選択をすればいいだけ

私達は小さな選択を積み重ねて今というときを生きています。私の人生こんなはずでなかったと思ったら、次は幸せの選択をすればいいだけです。しかし、何年も同じ状況で変わらずに、こんなはずではなかったと言い続けるのは実は他人や環境のせいではなく自分自身の問題なのです。

ここに気づくときが一番抵抗を感じるかもしれませんが、真実です。しかし変わりたいと思えばいつからでも、どのようにも変えられます。時には時間がかかるかもしれませんが、それも必要なプロセスです。そのために一時的に、何かを我慢することもあるかもしれません。嫌な思いをすることも起こるかもしれません。

しかし、他人に干渉されない、ほんとの自分の人生を生きるには、ここが頑張りどころです。

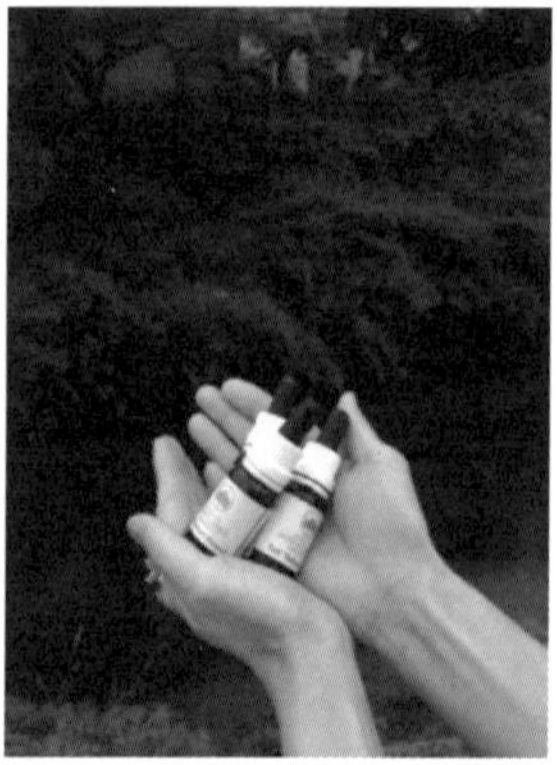

フラワーエッセンスの創始者バッチ博士は「他の人に苦しめられている人は、勇気を出してください。なぜならそれは、あなたが自由になる段階まで成長していることを意味しているからです。あなたが抱えている痛みや苦しみこそが自分の間違いをどのように正すかを教えてくれています。そして、その間違いをはっきり理解し、きちんと改めるなら、悩みはなくなるのです。このことに取りかかるには、細心の注意を払い穏やかに行う必要があります。決して、人を傷つける思考や言動で行ってはなりません」といっています。

9　意地悪な心（いじめる側）との付き合い方

♡今の時点で自分自身を愛していないから意地悪ができる

いじめる側であっても、自分にとって不都合な人を見つけて次々に意地悪をしてしまう自分に悩んでいる方もいます。また自分は悪いことをしている意識はなく、次々といじめる人の的を変えていることさえ、気づいていない人も多いでしょう。

意地悪をしている人は、そのうち自分がますます不安になっていくか、現時点では仲間に囲まれているようでも、実は孤独になっていくものです。

なぜなら、意地悪をしている人は、他の誰にもわからないように意地悪ができても自分自身だけは、そんな自分をしっかり見ているからです。そのようなことを続ければ、深い部分では自分自身を愛することはできなくなってくるでしょう。

また、反対に、今の時点で自分自身を愛していないから意地悪ができるともいえます。また、他の人が自分にも意地悪をしているのではないかと、他の人に対して疑い深くなるでしょう。

私は意地悪なので、幸せになる権利がないという方もいます。とても残念な言葉です。どんな人も神様レベルからしたら愛されてここに存在しているはずです。

間違っていたと気づいたときに、修正するチャンスはいつでも用意されています。その過程で、自分がやったことに対しての責任がついてくるだけです。少しでも、意地悪を重ねないうちに気づ

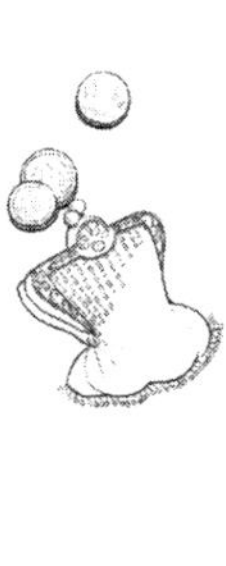

いて修正してください。どんなときも自分の敵は外にはいません。潜在的に自分が手にすることができる幸せに制限があると思っているので、誰かを排除したりしなければならなくなるのでしょう。

♡一番大切なのが、他人と比べるのではなく、自分の持っている魅力に気づくこと

意地悪をしているということは、耐えず自分以外の人にフォーカスしすぎているので、そのエネルギーを自分のためにだけ使えたら、何か自分が望むことを成し遂げられるかもしれません。自分が意地悪をした相手からの目には見えない思いも影響することもあるかもしれません。

また、意地悪を止めると利点は心が静まり、平安を感じられるでしょう。表情も明るくなります。

意地悪をしてしまうもとには、恐がりで、寂しがりやで、誰からも愛されていないと感じている自分自身がいるかもしれません。嫉妬心が良くないのではありません。嫉妬したら、自分が向上したいと思っている、また、そんな人に憧れていると気づきましょう。

そして一番大切なのが、他人と自分を比べるのではなく、自分の持っている魅力に気づくことが必要です。意地悪をしてしまうのは、自分が今は不幸せということです。

幸せになるには、まず、自分の中にまだ眠る、過去からの悲しみ、怒り、不安、恐怖、ねたみを癒していく作業をしていきましょう。

辛い経験がもとで意地悪をしてしまうようになったのであれば、そのトラウマを癒しましょう。それをしない限り、相手を変えては意地悪をしていくことを続けていくだけになってしまいます。そして、いつまでも自分を苛立たせる相手はいなくならないでしょう。

⑦恋愛でHappyになる

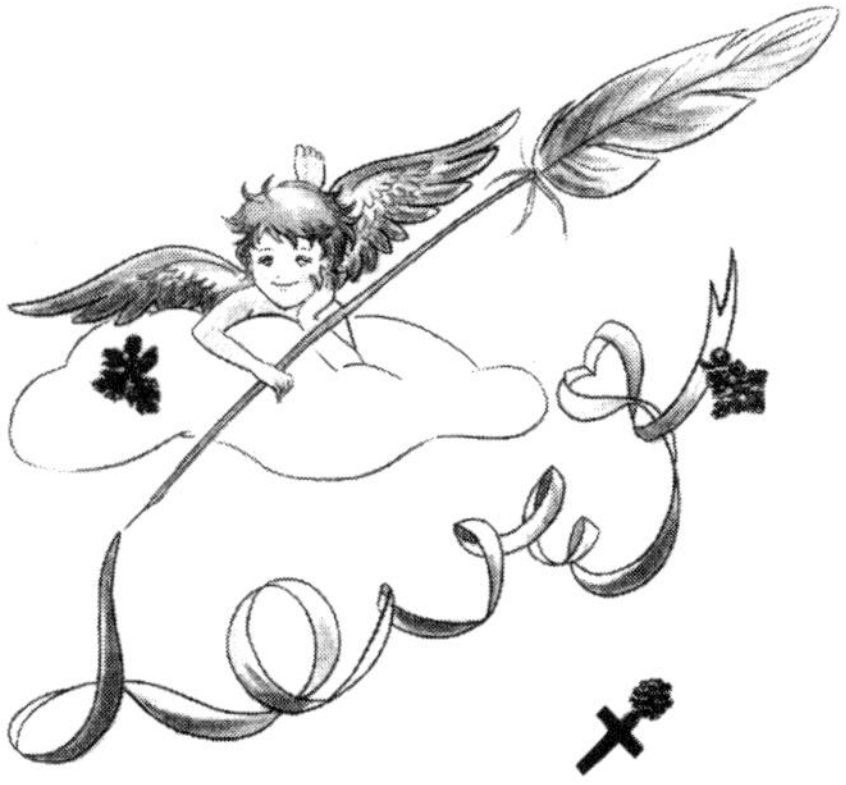

1　女性性を癒す

♡不倫を終わらせたい

自分が独身で、相手の方が家庭を持っている人とお付き合いをしています。

しかし、未来がないので別れたいと思っているけど、なかなか別れられないという話はよく聞きます。

このようなことに対して、ここでは道徳的な視点からの判断はしません。それよりも別の視点からみてみましょう。

カウンセリングをしていて、こんな方がいました。

エッセンスを飲み始め、今、お付き合いをしている方は結婚できる相手でないと思い切って別れたら、すぐ新しい方と出会い、フラワーエッセンスを飲み始めてわずか3か月で結婚まで決まった方がいます。

彼女からこんなメッセージをいただきました。了承を得ているので一部ご紹介させていただきます。

「それぞれ幸せの感じ方は違うと思いますが、やはり以前とは幸せの感じ方が違います。前回、今度はあなたが幸せになってとカウンセリングで言われたのですが、どんなふうに幸せになるの？とそのときは思いましたが、いろんな意味で今はたくさん幸せを感じます。周りの人達からも喜ん

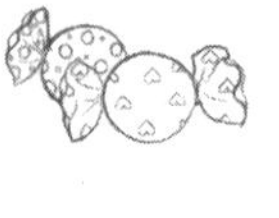

でもらい、どうしようと思うくらい楽しいです。こんな気持ちを多くの同じような方に感じてほしいです」。

彼女は勇気を持って思い切ることで、新しい出会いが待っていました。

違うと頭では思っていてもなかなか変えられなくて苦しいようなときやひとりでは乗り切ることが大変なときも、気づきと勇気をエッセンスは与えてくれる良い例です。

このような恋は終わった後も罪悪感に苛まれていることがよくあります。いつまでも自分自身を傷つけ続けずに、失った自尊心を取り戻し自分の中の内なる強さに気づきましょう。

♡恋が終わったら

1つの恋が終わったら悲しみを癒し、次の恋にトラウマを持ち越さないことは大切です。次の恋がなかなか始まらない場合、前の恋がしっかり終わっていない場合があります。

また、女性の子宮はネガティブなエネルギーがたまるともいわれています。

男性と別れた後にエッセンスをボディークリームやオイルに混ぜて子宮辺りに塗り込むのもエネルギーレベルの浄化になっていいでしょう。

恋が終わった後は特に、自分に優しくしてあげましょう。

自分を一番大切にする必要があるのは他の誰でもなく自分自身と気づきましょう。

自分に優しくしてあげれば自分を具体的にどうしてあげればよいか、どんな選択が自分を大切にする選択か、よくわかるようになります。

2　過去の恋を癒したら結婚が決まる？

♡どう感じているかを知るための話し合いが大切

フラワーエッセンスを飲み始め、1つや2つの悩みが解消されると結婚が急に決まる方がいます。カウンセリングを始めた頃は、まだお付き合いしている段階でまったく結婚の話が出ていないのに「結婚が決まりました」と嬉しい報告を受けます。

カウンセリングをしていて経験的に感じるのは、今の彼とお付き合いしている段階で過去の恋愛のトラウマを抱えている方が多いことです。それが原因になり今の恋愛で何か問題が起こったときに、またこの人も私を傷つけるのではないかと不安になり、相手を信じられなくなったり、誤解があるかもしれないのに話し合いをしっかりすることなく別れてしまったりします。

本来であれば、その不安な気持ちを相手に伝えることが大切ですが、「もういい」とその時点で閉ざしてしまう人は、自分の感情や思いを相手に伝えるのが不得意です。どんな関係性であっても付き合いが長くなれば、すれ違いや意見の違いは出てきます。それはただの意見の相違だけで自分が愛されていない、尊重されていない、責められているのとは違うのです。

この辺りでどうしてもそう思ってしまう方はその感情の元を癒す必要があるでしょう。お互いに相手はどう感じているかを知るための話し合いはとても大切なことです。相違があればお互いの妥協点を見つけ歩み寄れます。

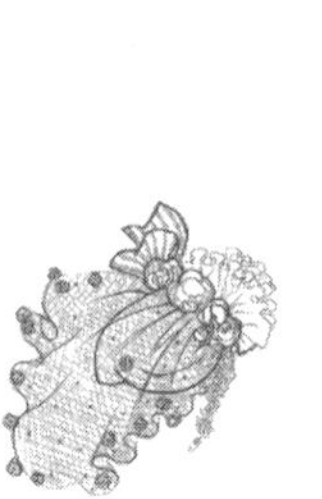

♡儀式的にご縁を切るような縁切り神社に足を運んだりするのもいい

ただ、意見の相違は自分ひとりの問題でなく受け止める相手の問題もあります。相手がそれを理解し、受け止めてくれるかはまた別問題です。

1つの恋が終わってしまったら理想的なのはショックやトラウマを残さないように、「その恋を過去の楽しかった思い出」に変えられることでしょう。辛かった経験から、もうこんな思いはしたくない、と心を閉ざしてしまったりしないでください。

悲しかったのに涙が出なかったときは、心にはその恋が残ったままになります。そして辛い経験の恋の後は、自分の人生の中にその恋がなかったかのように消してしまう場合があります。

そのような人がエッセンスを飲むと何十年前のトラウマの恋を思い出して、悲しくて涙があふれてきます。その恋は何十年もの間、その人の中で眠っていただけで消えてはいなかったのです。

涙は心の浄化作用があるので、こんなときはしっかり悲しむことが大切です。するとある時点ですっきりする感覚を感じることができます。泣かずに、悲しい感情を頭だけで納得させようと、心をないがしろにすると、心の深いところに悲しみをしまうことになります。

このようにならないように、儀式的にご縁を切るような縁切り神社に足を運んだりするのもいいでしょう。

たとえ形式的な行動だとしても、そのようなことをしている女性は、すぐに気持ちを前向きに切りかえるように思います。また、結婚が決まるというのも、心が軽くなり、表情も柔らかくなり男性から見たときに、結婚相手として魅力的に見えるのかもしれませんね。

3　何で私だけ彼氏ができないのか

♡彼氏ができることを望んでいないことがある

何で、私だけ彼ができないの？　周りの人はどんどん結婚していくのに私は結婚以前の問題で、なぜ彼さえできないのだろう？　と悩んでいる方がいます。

そんな中で、仕事仲間が最近結婚しますと聞きました。すると彼女よりは、まだ自分のほうが魅力があると思っていたから自信がなくなりました。お洒落もしたいし、自分磨きもしたいけれど、一人暮らしなので生活費がかかるからあまりできないです。職場との往復で男性との出会いがない。もう彼氏もできないから、自分は生きていてもしかたないのかもしれないと思います。

カウンセリングをしているときによく聞く言葉を集めました。とっても極端に聞こえるかもしれませんが、心当たりがある方はいませんか。カウンセリングをしていると、とても美しい方やかわいい方でも、たくさんの方がこんなことをいっています。

女性からみても、お世事抜きに十分に魅力的です。また、話をしていても性格もとてもいいです。なぜこのようなことになるのかなと思ってしまいます。

このような場合、よくあるのが実はそう言いながら、彼氏ができることを望んでいない場合がよくあります。潜在意識と顕在意識の葛藤がある場合がほとんどです。そして、カウンセリングをして行く中で、ほとんどの方が彼氏ができないほんとうの理由に気づいていないように思います。

♡彼ができるまでの過程を楽しんでいると表情も明るくなる

この場合、自分自身が、この矛盾を解決しないかぎり本心は彼ができること、彼ができないことのどちらを望んでいるのかわかりません。長い間、彼氏が欲しいのにできない方は、このような感情がないかに気づくことがまず大切なことです。

魅了するフラワーエッセンスがありますが、では、これを飲めばいいかというと優先順位が違っていて、それより、しっかりまず男性に対するネガティブな感情、傷ついた恋のトラウマの解消、自分自身の課題を先に癒してから次に飲んだほうがいいという場合が多いです。

お部屋の掃除のようなもので、まず、自分の部屋には何があるかを把握して何を残し何を捨てるかを考え整理整頓をする。そして、きれいになった部屋、つまり開いた心のスペースには新しい物が入る余裕ができます。掃除と恋を同時に進めるより心の掃除をして恋を招くほうがいいでしょう。

そして、掃除をした後、部屋にどんな家具を置こうかなと考えるようにどんな未来を自分は望んでいるか、もう一度考えてみるといいでしょう。そのようにすることで、自分がどのような男性を理想として出会いたいのか、もっと明確になってくるでしょう。結婚がしたいのか、たくさんの恋を体験したいのか、で選ぶパートナーも違ってくるかもしれません。

まず、求めていることに矛盾がないかに気づくことから始めてください。そして、彼ができない理由をいろいろ考えて暗くなるより彼のいない時期も自分の趣味を楽しんだり、彼ができるまでのその過程を楽しんでいると表情も明るくなるでしょう。そのことによって、自分の中にますますＨａｐｐｙが舞い込みやすくなるでしょう。

4　パートナーとの関係は良好か

♡エッセンスを取ってから気分がよく鏡を見るのが楽しい

彼や旦那様がいるけれど、実はその関係が少し危なっかしい。そんな方でフラワーエッセンスを飲んで1回目でこんな気づきがありましたと報告を受けました。クライアントさんには了承を取っていますので、ご紹介させていただきます。

「前回いただいたエッセンスは、産後、体型の変化で自分に自信がなくなったこととセックスレスで夫に怒りを感じて悲しいことなどのためのブレンドでした。エッセンスを取ってから、上手く言えませんが、気分がよくて鏡を見るのが楽しいって感じになりました。夫とも仲良しに（なんだか夫が優しくなりました）ありがとうございました。次のフラワーエッセンスですが、「もっと自分のことを好きになれるようなエッセンスにしたいです」。

あと、「痩せてきれいになれるようなのがよいです」、女性としての自分を楽しめるような感じ、自分を愛して自信を持っていられるようになりたいです。この間つくっていただいたエッセンスを取ってみて自分に自信を持っていられれば、それだけできっと毎日楽しいというのがわかったので。夫のことも魅了していきたいですが、それは自分がキラキラしていれば後からついてくるのだとも感じました。

産後体型に自信がなくなったせいで、私のほうが無意識に夫を遠ざけたり、被害者意識のような

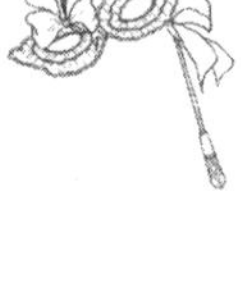

ものを持ってしまっていたりした部分も大いにあったのだろうなと思います。私は幼い頃から自己評価が低く「自分は愛されない」という思い込みがあると思うのです。

子どもの頃、少しぽっちゃりしていたことを父や友人達にからかわれて「自分は醜い駄目な人間なんだ」と強く思っていました。なので自分を殺してなるべく目立たないようにしていました。

大人になりそのコンプレックスは克服したのだと思っていましたが、産後の体型の変化で、またすごく「私は駄目だ」というような気持ちになることが多くなり夫と喧嘩をするたびに「あなたは私のことなんか好きじゃないくせに！」と言って癇癪を起こすようになりました。

癇癪を起こす度に自分でもすごく嫌な気分になるし何とかしたいのですが、コントロールできず繰り返しています。それだったらダイエットをして痩せたらよいのに、なぜか痩せることに本気には取り組めないというか諦めているというか逃げているというか。何か痩せることを無意識にブロックしている感じがします。

♡エッセンスを飲んで2週間での変化は自分の中の深い部分にあるものへの気づき

「無意識的には痩せない方が何か自分にとって都合がよいのかな」「愛されない」というのを「太った」せいにしたがっているのかなとも思うのですが。思ったところで、それにどう対処していいのかわからず困っています。実際にはぽっちゃりしていて可愛らしくて愛される女性はいくらでもいるし「柔らかそうで可愛いいな」とも思うし頭では理解しているのですが。

「自分は太っている＝駄目な女＝愛されない」という図式が私の中には根強いらしく、これを崩したいです。きっと私にとっては「見た目」というのが結構大切なことなのだと思います」。

エッセンスを飲んで2週間での変化は自分の中の深い部分にあるものへの気づきでした。それを見つめ、次の課題も見えてきました」。

以上です。

彼女の第一歩はここからですね。

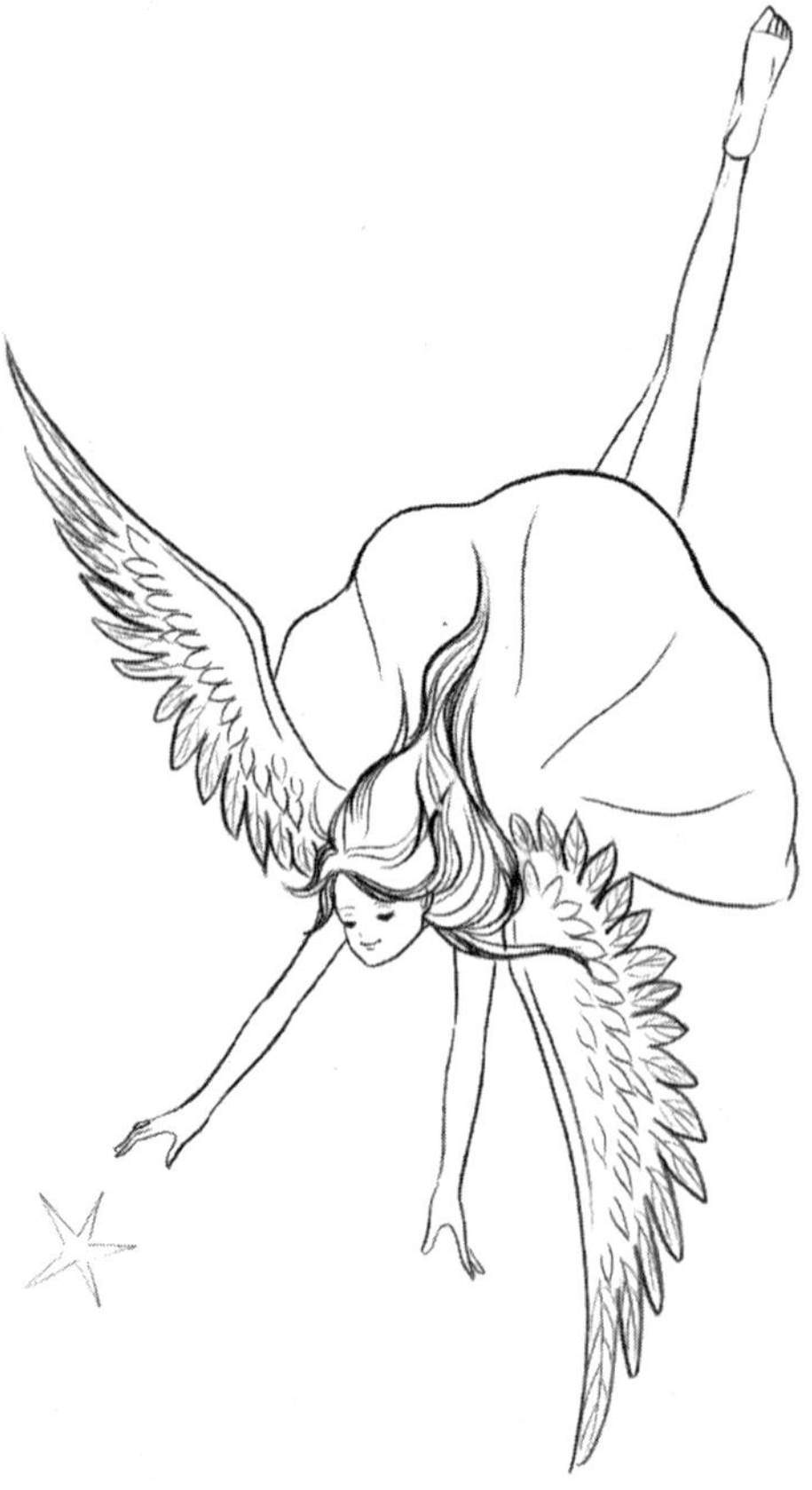

5　笑顔を忘れていないか

♡笑顔の人は誰からも声をかけられやすい雰囲気

老若男女問わずいつも笑顔な人は、誰からも声をかけられやすい雰囲気になります。友人が、とっても嬉しいことがあって街を歩いていたら、1時間ほどで、3人から道を尋ねられたといっていました。普段は、そのようなことはないので、よほど、ニコニコしていたのだろうといっていました。

私達は道を尋ねるにしても、優しく教えてくれそうな人を一瞬で選んでいますよね。日頃、自分が楽しく過ごしているかをチエックしてみてください。

楽しく過ごせていないなら、今日からでも、自分が楽しいなということをしてみましょう。それを続けていると笑顔も戻ってくるでしょう。お金がないからできない、時間がないからできない、仕事で疲れるからできないと、できないことばかり言い続けていたら、やっぱり、いつまでたっても暗くなってしまいます。楽しむことも、暗くなることも、どちらを選択するかは、自分が決められるのです。

疲れているなら、アロマのエッセンシャルオイルをバスタブに落として半身浴をしてみましょう。そして、その後ゆっくり休みましょう。また、スポーツが好きなら、気分転換をかねて運動をしてみましょう。音楽が好きなら大好きな音楽を聞きながら、リラックスして本を読んだり、ダンスをしてもいいかもしれません。また気になっていた映画をまとめて見てもいいでしょう。

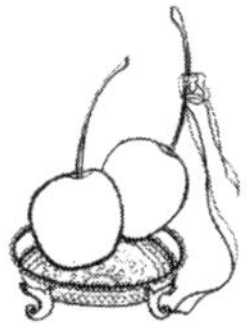

♡笑顔や微笑みはそれだけで、簡単に私達にＨａｐｐｙを舞い込ませてくれる

愚痴が多くなるときは、自分自身を楽しませていないことが多いです。今に不満があれば、今までの自分から変化したい、変わりたいと思っているときです。

では、どうしたら変えられるかな？　欲しい物はどうしたら手に入れられるかな？　と考えてみてください。これがない、あれがないより、ないからどうしようか、といろいろアイデアを出してみるとその時点で不満でなくなります。そしてだんだん楽しい気持ちにもなるものです。

考えてもワクワクしない場合は、今、私がフォーカスしているところがまだ違いますよ！　とハートからのサインが送られているのです。私事ですが、私の父がよく、子どもの頃に、「ニコニコしているだけで良いことがあるよ」といっていました。つまらないのに笑うことはできないと思っていると、「笑うから良いことがやってくる」といっていました。大人になってからは、ほんとにその意味がよくわかります。それをいつも子どもの頃にいってくれた父には感謝しています。

鏡をみてみましょう。深刻な顔をしていませんか。口角が下がって不満そうにしているのが見えませんか。まずは口角を意識的に上げてみましょう。そしてにっこり笑ってみましょう。自然と心もほぐれてきます。

口角を上げたまま怒れないものです。自分が出す波動が自分に戻ってきます。自分がにっこりしていたら、それだけで、周りで起こることや自分に関わる人達の態度が、よりよく変わってくることを体験できるでしょう。

笑顔や微笑みは、簡単に私達にＨａｐｐｙを舞い込ませてくれる魔法のようなものでしょう。

6　インナーチャイルドを癒すと恋も上手くいく

♡何かをしてあげる代わりに相手に見返りを求める

例えば、私が見返りを求めて相手に何かをします。しかし、こんなふうに何かをしてあげる代わりにあなたもこうしてね。と相手に無意識に見返りを求めると、相手に精神的重圧をかけてしまいます。そんなときに相手は私の気持ちが重く感じるかもしれませんね。そして私自身は、相手から思っていたような反応がかえってこないと、私はひどく気持ちが落ち込みます。これが恋愛だときっと私は愛されてない。もしかしたら彼は私以外に好きな人がいるのかもしれないと思い込みます。

そして、相手への不安がよぎり、気が気でなく、相手の日常の行動をチェックしたり必要以上に電話やメールをしたり、または反対に、相手の電話やメールには一切出なくなったり、相手を遠ざけます。心とは反対の行動をわざととり相手をコントロールするかのように心配、不安にさせます。

そして、自分に関心を向けます。私は過去の恋愛の失敗が頭をよぎり笑わなくなり深刻な顔つきになり、顔色が悪くなります。そして、友人に会っても愚痴をこぼすばかり。パートナーも周りもそんな私にうんざりしてパートナーは別れを切り出す。友人はだんだん愚痴ばかりいっていていっこうに変わらない私に付き合っていられなくて会ってくれない。私はまた運悪く、へんな男性にはまってしまった。男性はみんな同じで、こんな大変なときも女友達はあてにならないと、その体験をインプットします。今までを振り返ってみても、両親もみんな私に対してそんな態度だった。

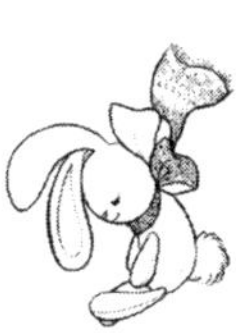

♡自分の中にいる内なる子どもがまだ癒されていないのかもしれない

気晴らしにお酒を毎晩飲み、夜更かしをします。朝は気分悪く目覚めます。こんな私だったら、私はきっと、くたくたですね。そしてまず、これは本当の愛ではありません。愛は無償のもので相手からの見返りを求めることなくただ与えるだけのものです。パートナーがこれをいったら私は彼を許しません。これは、愛ではありません。条件つきで彼を愛しているということです。ほんとうに彼を愛していたらまず今のままの彼を受容します。そこからお互いが自分の意見を述べて2人の妥協点をみつけることでほとんどの悩みは解決できるでしょう。こうでなければ愛せません。

相手を愛することとは自分の枠に相手をはめないこと、あれこれ批判やジャッジ（判断）しないことです。そして、相手のすべてを受け止めることでしょう（これはハートに関わる第4チャクラのエネルギーです）。愛とは違い恋愛はもっと条件つきのこともあるかもしれません。

「あれをやってくれないからパートナーのことは理解できない」「あんな態度とる？」などといっていたら、まだ、お互いが独立して一緒に歩んでいくというより、お付き合いするのに条件がいい彼だからとか、自分の淋しさを埋めるためからパートナーにいてほしいのかもしれません（これはセクシャリティーに関わる第2チャクラのエネルギーです）。

淋しさの元は深く子ども時代に遡り、その頃の淋しさや不安があり、インナーチャイルド（自分の中にいる内なる子ども）がまだ癒されていないのかもしれません。お付き合いしていていつもこんなパターンの恋で終わる人はその辺りを見つめてください。不安定な恋を終わらせるヒントになるでしょう。今までどんな恋のパターンに陥りやすかったですか。

⑧自分の心を深く探求してみる

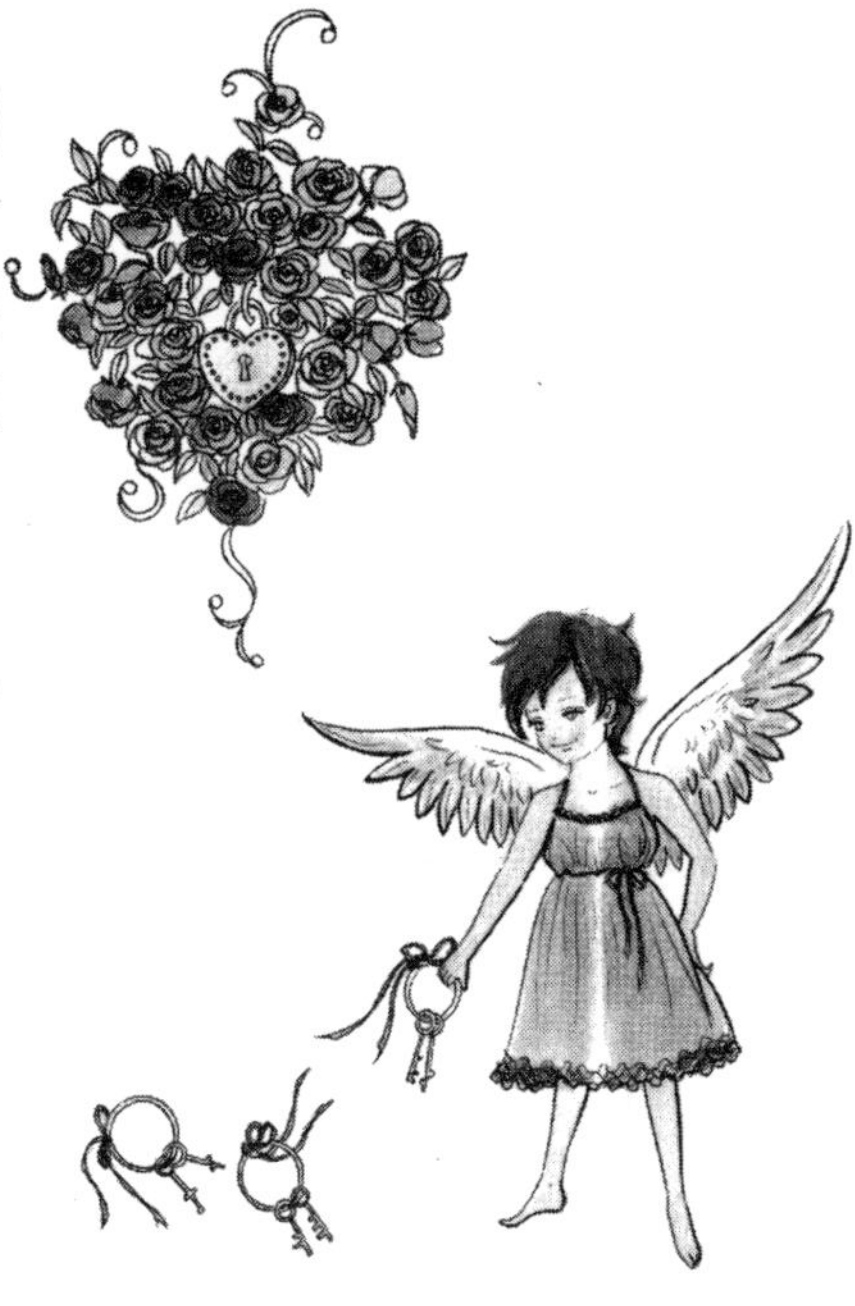

1　ネガティブなことに視点を合わせない

♡楽しいことに視点を合わせていれば制限なく楽しいことが次々とやってくる

自分がいつも視点を合わせているようなことは、それだけでエネルギーが注がれています。例えば、ネガティブなことにばかりに視点を合わせれば、ネガティブなことばかりが現実化しやすくなるでしょう。

楽しいことに視点を合わせていれば、制限なく楽しいことが次々とやって来ます。これは多くのスピリチャルリーダーがいっています。

「引き寄せの法則」の著者のエスター・ヒックス女史、ジュリー・ヒックス氏が私達は思考を通じて経験を引き寄せる、特に感情の関心をどこに向けているかが大切だといっています。

私の経験から例をご紹介します。

以前、友人の車の助手席に乗ったときに少し居心地が悪く、いつもと違い違和感を感じました。どうしてかしらと思いました。原因はカーナビでした。

そのとき、友人の車は最初に搭載されている純正カーナビが壊れていました。そのために、後づけしたカーナビを臨時でつけていました。しかし、そのカーナビは、おしゃべりすぎるのです。ほとんどの交差点に来るたびに事故多発地帯ですと知らせしてくれるのです。

しかし、交通量の多い街の中を走っていたのでちょっと進めば、すぐ事故多発地帯ですというの

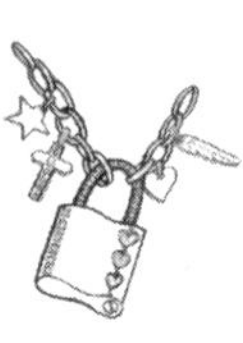

です。行く所どこも事故多発地帯だらけです。ここは事故が起こりやすいから、気をつけなさいと注意を促してくれるのはいいのですが、それが原因で居心地の悪さを感じていました。

ドライブを楽しむというより、そちらばかりに意識が集中してしまいます。

これでは反対に不安や心配から、びくびくして事故を引き寄せてしまうのではないかしらと思ったことがあります。


♡自分の思考が悪いことばかり考えるほうに意識が向いていないか

無意識に私達はいろいろな情報の中でよく聞くこと、見ることに視点が合ってしまいます。敏感な人は特に見るもの、聞くものにも配慮が必要です。

例えば、朝や寝る前にネガティブなニュースを聞いていれば不安感が残るでしょう。テレビなどの映像で見ることを選ぶようなショッキングな映像が映るときがあります。その映像が何年も心に残ってしまう場合もあります。

そのようなときは時々、メディアの悪影響を取ってくれるエッセンスなどを飲んで心に残さないようにすることが大切です。

そして時々、自分の思考が、悪いことばかり考えるほうに意識が向いていないかをチエックするのも大切です。

最近、つまらない、イライラする、不安感が強いなどネガティブな感情がメディアの影響からきている場合があります（FESフラワーエッセンスのチャパラルがお勧めです）。

2　自己否定

♡できなかったことばかりにフォーカスしてしまい落ち込む

カウンセリングをしていると、いつも自分のできなかったところばかりをみて落ち込んでいる方がいます。例えば、自分が1日できたことや頑張ったことより、できなかったことばかりにフォーカスしてしまい落ち込むのです。

これでは、誰でもＨａｐｐｙな気持ちになりようがありません。そんな思考癖が、まずは少しでも意識することで変わってくるかもしれません。そんな方は毎日自分のできたこと、がんばったことを記録してみましょう。

とても幼稚な作業にみえるかもしれませんが、頭で考えるだけよりも、書くことによって結構いろいろできていることに気づいたりします。いろいろできていることに気づいてもらうための作業です。しばらく続ければ、できなかったことばかりみてしまう思考から開放されるでしょう。

私達は心の中でつぶやいている声を、後から自分が聞けるとしたら、自己否定ばかりをしている回数にきっと驚くかもしれません。「あぁ～あれは言わないほうがよかったかな～」「情けないなぁ。みっともないことしたかな？」など、自分を褒めるより、心の中でダメだったことばかりつぶやいていませんか。

これからは、自己否定している自分に気づいたら、今、自分が思っている完璧からは遠いけれど、今のところは、ほどほどできている自分を認め、褒めてあげてください。できていない自分も認め、許してあげてください。

♡自分自身を否定してしまうのは何が原因かに気づくことが大切

今、完璧でない自分を否定して、成長の過程を楽しむことをも忘れてしまっては本末転倒でしょう。自分は今、Ｈａｐｐｙで、これからもＨａｐｐｙと思うだけでいいのです。いらない心配はしないでください。その過程で起きることはすべて「経験する」というだけです。いっけんネガティブに見える経験に足を取られて、そこに長居をしないでください。

大きな視点からみると、ネガティブな経験も違ったものになるものです。後から振り返ると、できないことを頑張ったことが楽しかったことに気づくものです。

「自分はダメだ」と自分自身を否定ばかりしていたら、誰だって自信をなくし、やる気さえなくしてしまうでしょう。自分が成長する過程での親子関係や友人関係で、あまり褒めてもらうことが少なかった方は、自分の良いところをみるのが不得意かもしれません。しかし、今は大人になったのですから、誰に褒められなくても、自分で自分を褒めてあげることもできるでしょう。

幼い頃に褒めてほしかったのに褒めてもらえなかったのであれば、イメージで幼い頃の自分を思い出し、その自分に会いに行って、自分で幼い自分を抱きしめてあげてください。そして、褒めてあげてください。自己否定をしてしまう原因は人それぞれ違いますが、まずは、自分自身を否定してしまうのは何が原因かに気づくことが大切です。

3　自分に自信があるか

♡私達は成長の過程で親を通じて物事を学ぶ

今の自分に自信がありますか。なかなか心から「はい！」と言える人は多くはないかもしれません。私達は成長の過程で、まずは親を通じて物事を学んでいきます。

例えば、歌を楽しそうに歌っていたら、親から音痴だと笑われました。空の絵を黄色で描いていたら、「空は水色だから直しなさい」といわれました。行きたくない習い事を続けていたら、「お金がかかっているからもう少し真剣にやりなさい。Aちゃんと同じときに始めたのにAちゃんは上手くなったのに、あなたはぜんぜん上達していないわね」といわれました。

こんなふうに育っていって自分のやることに自信を持った子ができるでしょうか。

親はもちろん悪気はなく、ただ意識をしないでそのときの感情を言葉にしただけでしょう。ですから今の自分の自信のなさは親の責任だというのではありません。

このように自分のやることに対して自信をそがれることや、否定される環境で育つと、大人になっても自分自身を否定したり、いつも何かを決めるときにこれであっているのだろうかと誰かの承認や指示がないと行動するのに躊躇してしまったりすることがあるでしょう。

そして自分の独創性的な創造性を発揮することなく、誰かの視点からだけ見た制限された期待どおりの世界しか創造することしかができないでしょう。

♡自分が創造のプロセスや、今できていることを充分に楽しむ

今日から自分に自信を取り戻し、今のありのままの自分を受け止めることを選択してみませんか。本来の自分に戻るプロセスは、痛みも伴うこともあります。エゴを捨てる恐怖を誰もが持っています。エゴは条件をつけて私達に指示をしてくるでしょう。こうでなければ愛されないと。

しかし、こうでなければ愛されないことは何もありません。お花が咲くのにこの角度で咲かないと愛されないと思うでしょうか。お花はただ、植物として最高の表現としてただ咲くだけです。私達も最高の表現として自分が心の中でやりたかったことを外の世界に向け表現しましょう。

あなたが子どもの頃に空が黄色く見えたのに表現できなかったなら、今のあなたは紙面にも、心にも黄色で空を創造できます。そしてあなたは見たいように世界を見ることができて黄色く空を認知することもできます。自信を取り戻すには自由に自分を表現するしかありません。

自分は創造なんてたいそうなことはできないと思っている人は、毎日のお料理づくりでも、あなたはお皿の上に毎日、常に新しく創造をしています。

そして、自分が創造のプロセスや、今できていることを充分に楽しんでください。創造の表現は評価される基準でなく自分の感じたままでいいのです。それを他人からどんなふうに言われようと、それを表現しないと私達のもっとも大切な光が弱ってきます。他人と見る世界が同じ必要はありません。一番の悲しみは外から受け入れてもらえないことではなく、自分が自分自身を受け入れられないことです。私達は自分自身の人生も創造でき、それができることが喜びであり、この喜びが他に何を言われても動じない自信をも生み出します。そして、私達は喜ぶために産まれてきたのです。

4　心の中のシャドー（闇）と上手く付き合う

♡辛い子ども時代を過ごし、悲しみ、怒り、不安、痛みがまだ癒されていない

美しいというよりは、まるで、私達の中にあるシャドーそのものを象徴するかのように、少し怖い雰囲気の蘭の花のエッセンスがあります。私達の中には、光と影が同時に存在しています。

シャドーというと、誰もが、自分は関係ないなと思いがちですね。例えば、スピリチャルな世界を探求する過程で陥りやすいシャドーがあるとするならば、自分はあの人達とは違うという分離した考えでしょう。この心理の深い部分には、自分が他の誰かより優れていることばかりに心捕われてしまい、他の人に先を越される恐怖や不安を抱いていたりするものです。自分自身で自分を信頼していたら誰より優れていることを必要以上に気にしなくていいでしょう。

つまり、この部分に強く反応するということは、反対に言えば、周りの評価が良くない場合は、自分自身の存在すべてをも否定されたように傷つかなければならないでしょう。

例えば、人によっては辛い子ども時代を過ごし、悲しみ、怒り、不安、痛みがまだ癒されていなく、未だに、自分のシャドーの部分に共鳴した事柄を信念として持っています。そしてシャドーにそった行動や発言をして、自分自身や周りの人を混乱させている人もいます。

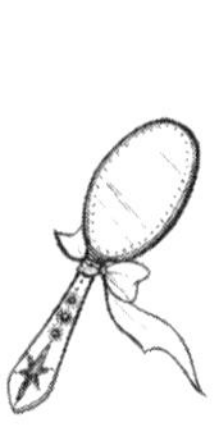

この場合は、いつでも気づいたときから、自分で変えられると知ることが大事なのです。周りの人のせいにしたり、環境のせいにしたり、自分は無価値と思ったり、自分は愛されるべき人ではな

い、自分は失敗ばかりでダメだと思ったり、自分自身や周囲の人に偽り続けたり、シャドーの世界から出ようと思えないときでも、まず最初は、「あぁ、こんなこと思っているな」と、そのシャドーに気づくことが大切です。そのシャドーに力を与えているのは、過去のどんな経験でしょう。まずは、それを癒すことが第一歩です。シャドーは光とともに存在します。拒絶し過ぎてしまうのは、シャドーに力を与えることになるでしょう。

♡大切なのは、自分は何を望んでいるのかを知ることができるチャンス

自分の中で、適度な折り合いをつけて、気長につきあっていくのがいいでしょう。他人の行動や発言が、気になり過ぎるときは、自分の中にあるシャドーと共鳴しているときです。自分がイヤだなと思って隠している部分を見せられるので、嫌悪を感じるのです。自分の中に同じシャドーがなければ、そのような反応はしないでしょう。

誰もが、あまり認めたくはないですが、イヤだなと思う人と、実は同じ性質を持っています。自分の中のシャドーを見たときは、こんな考えを持つことは悪いという視点でなく、それよりも大切なのは、自分はいったい、何を望んでいるのかを知ることができるチャンスだと知りましょう。

誰もが、自分の中のシャドーに気づくときは痛みを伴うでしょう。くれぐれも自分のシャドーに出合ったときは、深刻にならないでくださいね。気軽に気軽に。

シャドーは深刻に考えるように言ってくるものですが、そんなときも、遊び心とユーモアを持ち、自分に優しく、これが上手くなれば、他人にも同じように寛容になれるものです。

5　個性を尊重して多様性を認めるのに大切なこと

♡自分の中にある短所も含めて受容することと似ている

ある程度スピリチャルな世界に触れ始めると、スピリチャルなことに関心がない人に、こんなふうに考えてみたらいいよとアドバイスしてあげたい気持ちになるものです。しかし、みんな何もわかっていないと感じ始めたら反対に自分自身に注意してください。これはとても大きな間違いです。言葉だけでスピリチャルはこんなことだよといっているだけではわかっていないのと変わりません。他人はそれぞれのスピードで成長していきます。今の時点では自分のほうが少しだけ理解をしている程度ぐらいに思っていたほうがいいでしょう。

私達は、よく現時点でだけで物事を見てしまいがちです。人はそれぞれのスピードで気づき、何かをきっかけに大きく考え方が変わり一気に気づいていく人もいるでしょう。スピリチャルな世界を勉強しはじめたなら、他人を自分指標だけでジャッジ（判断）したり、批判することを止める必要があります。

しかし、これは少し大変なことです。私達のほとんどが他人をジャッジしがちなところがあります。神様の視線からみたらどんなに本人の言うように優れていても、他人のことをどうこう言っていたらその人と変わらないと思うでしょう。もし、世の中が自分と同じ考えの人ばかりでは私達は受容性を学ぶチャンスも失うでしょう。成長するのも遅くなるでしょう。それぞれの個性を尊重して多様性を認めることは自分の中にある短所も含めて受容することと似ているかもしれません。

♡少しでも励まし、関心を示し、声をかけてみてください

光と影を例にお話しますと、光のあるところには必ず影があります。そしてスピリチャルなことを学び、ある程度知識がつくと、あれは闇だ！　排除しなければならないと闇にフォーカスすることばかり始めるときがあります。闇にいくらフォーカスしても物事は先には進まないでしょう。

闇が気になり出したら、実は自分の中に潜む闇に共鳴しているのでしょう。闇が気になり出したら、必ず外の闇に目を向けるのではなく、どんなときも自分自身の中の闇に向き合ってください。

そこに光が届けば、世界にも光が広がります。ひとりひとりが発するもので外の世界に変化がもたらされるのです。自分の個性を大切にしたいと思うなら他人の個性も尊重しましょう。

みんなそれぞれが良いところ、得意分野があります。自分の苦手なことをやってくれる人や自分ではとてもできないような仕事をしてくれる人達がいるから世界が廻り、みんながお互いを必要として、助け、助けられています。これは人間同士だけの関係だけでもありません。人間と植物との関係も同じです。もし、自分の感覚からでは理解に苦しむ人がいたら、その人は今は、心の中にある愛が小さくなって心に誤作動が起きているのでしょう。少しでも励まし、関心を示し、声をかけてみてください。それでも変化がないようでしたら、心で早く心に光が届きますようにと一瞬でも思ってあげればその想いは相手に届きます。それで変わる、変わらないは相手の問題です。それ以上のことは気にしないで自分自身の課題に取り組みましょう。

6　ポジティブ思考はほんとうに必要か

♡ポジティブにならないといけないという思いが自分を追いつめる

物事はポジティブに考えることといいますが、ほんとうにそう考えなければならないのでしょうか。例えば、失恋をしたとします。ポジティブに考えないといけないので、悲しいけど、きっとこの恋が終わったのは、何か学びがあり、意味があったのだろう。早く彼のことは忘れないといけない。

しかしこの場合、ポジティブ思考にこだわるより、しっかり悲しみ、立ち直るまでのある程度の時間が必要なのです。そんなときには無理をしないで過ごすことが大切です。失恋後の心の傷を癒すには、痛みのプロセスも通っていくことでしか、次に行くステップは見えてはきません。ポジティブに考えないといけないという思いが、実は反対に自分を追いつめていることにはならないかを確認してみてください。

まず、自分自身に優しくしてあげましょう。時間が痛みを和らげてくれます。だんだん、心も肉体も元気を取り戻すものです。その結果、自然にポジティブに物事が考えられるようになるのです。ポジティブにならなければいけないという視点から自由になってください。頭では理解できても、ハートの段階でしっかり受け止められていなければ、その感情を封印してしまっているだけになります。これでは、反対にバランスを崩してしまいます。ほんとうのポジティブ思考になるためには、ネガティブな感情を排除するのではなく、上手くお付き合いしていくことです。

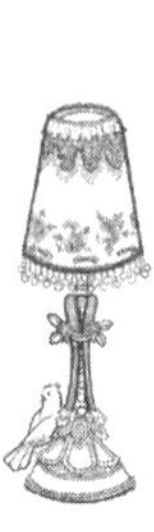

⑨Ｈａｐｐｙ体質になるために哲学のことを考えよう

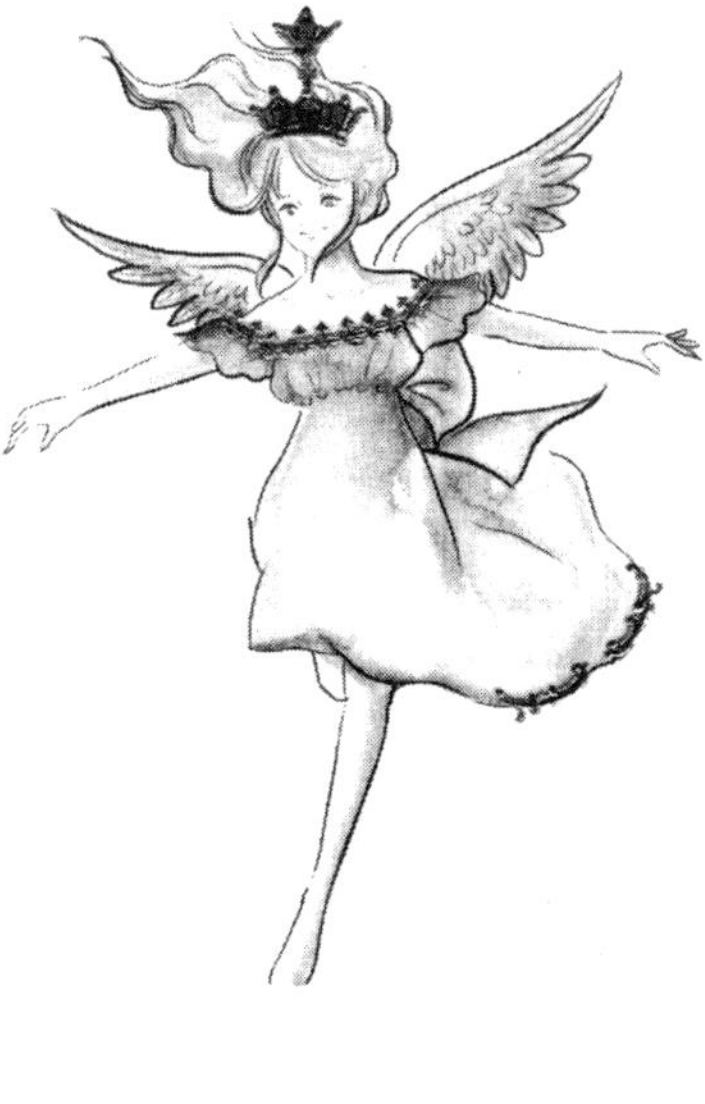

1　愛とは何か

♡愛は判断されず無条件で何も求めずにただ無限に与えるだけの行為

愛といって思い浮かぶことは何ですか。

愛は判断されず無条件で何も求めずにただ無限に与えるだけの行為です。あなたがこれをしてくれたからとか、お返しにとか、私がこんなにしてあげたのに、あなたは何も返してくれないというものであれば、これは愛ではありません。

例えば、私達に無条件に降り注ぐ太陽が、私がいつも光を届けているので、あなたは私に感謝してください。太陽が、私が光を届けるのであなた達の食べる野菜が育ちます。今月はいくらか賃金を払ってくださいとは言いませんよね。

太陽はたんたんと自分の役割だけを果たし、私達に何も求めていません。それなのにたくさんの恩恵を届けてくれます。自分という存在が、多くの恵みを他の存在に与えていることさえ関心がないかもしれません。

それに引き換え、私達はどうでしょうか。条件つきで愛していたり、見返りを求めていないでしょうか。カウンセリングをしていると自分は誰からも愛されていないと悲しんでいる方がいます。

しかし、ここに存在しているだけで多くの存在に愛されています。もし、野菜が声を出せたら、私を食べる行為自体があなたは私達から愛を受け取っていることだよといわないでしょうか。

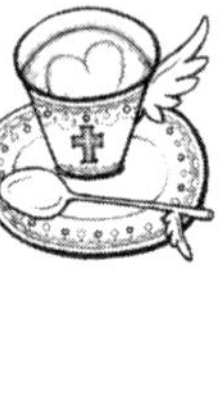

♡自分へ愛を与えることができるのは自分の本質を思い出し表現すること

野菜づくりをするとわかるのですが、野菜につく虫に悩まされます。私達がいただく野菜は丹念に愛をもって育てる人々がいるから、ぶかっこうな形になったりすることなく育つのです。水や太陽の光など多くの愛がたったひとつの野菜の中にたくさん詰まっているのです。

そして、私達のために犠牲になって与えてくれるだけの存在の野菜達に、「私は愛を受け取っていない」といえるでしょうか。愛を感じられないのは、実は外の世界が閉じているのではなく、自分の心が閉じてしまい自分自身しか見えなくなり、関心が自分にしか向いていないときです。

本来、私達は本質的に愛を知っています。私達ひとりひとりが実は愛の存在だからです。愛とは何かを知るためにある人は淋しさを深く体験するかもしれません。ある人は憎まれ役をしながら愛を深く知るために愛がない体験をするかもしれません。しかし、どんな存在も愛なくては存在さえしません。そして愛はなくなることはありません。

この宇宙に存在して、私達ひとりひとりの魂そのものが愛です。それを忘れると孤独感や淋しさがふつふつと沸き上ってきます。外の世界は愛に溢れています。

道端に咲く花も花の愛の表現です。聞こえる小鳥のさえずりも愛が表現されたものです。流れる川の水も愛が流れているのです。水で命あるものが潤います。それは愛以外の何ものでもありません。そして私達はその愛に包まれて育まれているのです。

私達はただ自分の本当にやりたいことをするだけで外に条件つきの愛を求めることはなくなり、太陽のように愛そのものに戻っていきます。やりたかったことは魂の切なる願いです。

2　魂とは何か

♡魂は不滅で、転生を繰り返し永遠の進化を続けていく

魂というと普段あまり聞き慣れていない人は、すこし重々しい感じがするかもしれません。しかし、魂は命あるすべての中に存在し宿るものです。生命の根源です。魂は不滅で、転生を繰り返し永遠の進化を続けていきます。

その前提でみると、魂も若い魂、年を重ねた魂があるということです。年齢の違う魂が共存しながら世界が回っています。そう考えると若い魂と年を重ねた魂とでは違いがあるでしょう。

そうであれば他人との相違はあたりまえですね。親子でのカウンセリングで時々、親子逆転しているような関係性があります。子どものほうが魂の年齢からすると上のような場合です。まだ小さな子どものほうが母親を気遣い、これをいったら母親が悲しむと思い表現しないのです。

子どものカウンセリングは、ボキャブラリーが足りないので花カードやカラーセラピーから心理を読みます。すると内には制御された怒りを持っていたりします。そんな親子の関係性にフラワーエッセンスは有効で、そして、子ども達の心を守ってくれます。

私達は生まれ変わる度に経験や学びを重ねていきます。そして生まれ変わるときに自分磨きの課題を持って生まれます。その課題をするのに一番良い国や両親さえも選択します。自分が選んできたとなるとその課題にしんどくても取り組むしかありません。

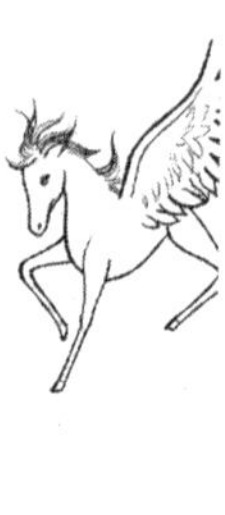

♡自分で選択した人生そのものに責任をもって取り組む

またその課題から逃げても、クリアーできなかったらまた次の転生で体験をすることになります。

そう考えると多少不満があっても自分自身の選択した人生そのものに責任を持ち取り組むしかありません。取り組む決心をしたときから自分の持つエネルギーレベルが変わり、協力者が現れたりするものです。取り組むのに年齢は関係ありません。

もし自分のやるべき課題に70歳過ぎてから気づいたら、もう今さら取り組んでもしかたないと思わないことです。気づいたそのときから始めればいいのです。そこから始めても人生に多くのギフトが届けられるでしょう。そのギフトを受け取り魂を喜ばせてあげることが大切です。

魂のレベルで自分の身に起こることをみていくと、苦しいこともその苦しみを体験する喜びをどんな魂も知っているでしょう。魂は今ある苦しみの先にある平安そのものを知っているはずだからです。

自分の選択した魂の課題を逃れることができないなら、その過程を楽しむしかありません。辛かったら休みながらでも進みましょう。夏休みの宿題のように休みが終わる寸前で一気に片づける方法でも、毎日取り組む方法のどちらでもいいでしょう。

夏休みは必ず終わります。そして次の学期が始まります。まるで魂の転生のようです。

人生を夏休みのように楽しみましょう。

しっかり遊んで、勉強していろんな体験をして夏が終わるときには楽しんだ体験が誇らしく瞳にキラキラと輝くように。

3　自分の中の世界を変えると外の世界も変わる

♡どんなときも自分自身を否定せずに愛し、いたわること

スピリチャルな世界では水瓶座の時代に入ったことで魚座の時代の競争、嫉妬、身勝手な成功から、バランス、調和、平和の方向に向かい始めたといわれています。

このような時代の初期はバランスを取るためにいろいろな変化が起きます。私達は古い時代の考えのもとに暮らすのではなく、新しい時代の流れにのっていくことが大切でしょう。自分のことばかり考えるのではなく、優しさを分かち合えば、もっと世界で多くの人が幸せを感じられるでしょう。しかし、もっと他人に優しくしようとわかっていても自分自身の心の余裕がなければできないかもしれません。どんなときも自分自身を否定せずに愛し、いたわることができれば、自然に苦しんでいる人を抱きしめることができるようになるでしょう。

その痛みに共感でき、自分が痛みを乗り越えたように、他人もどんなことも乗り越えられると思えるでしょう。そして他人の潜在する力を信じてあげられるようになるでしょう。

いっけんネガティブで人から煙たがられているような人でも、裏の面に気づき、共感できるようになればその人をジャッジするのではなく、違う気づきを得ることができます。

そして、その人へ自分なりの愛を表現できるようになるでしょう。そのときには、この気持ちがでないときに無理にやろうと義務感を持たないでください。

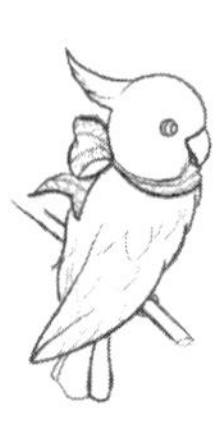

♡まずは自分自身の身体を心を変えていこう

本来このような感情は、自然に湧き出てくるものです。湧き出てこないなら、まず自分自身の問題に取り組むことのほうが先でしょう。私達は自分自身や他人に、〜しなければならないという義務感やしがらみから愛の本質を間違った視点から見てしまいます。

誰が何といっても自分自身を楽しませ、愛することをしていれば愛が自分の中から湧き出てきて、分かち合わなければならないという観点から自由になり、自然に心からそれができるようになるでしょう。何もしなくても自分が幸せであれば、元々誰もが持っている愛そのものが勝手に溢れだすものです。誰の中に、たとえ影を潜めていても愛はたくさん溢れる程に眠っているのです。そのことを忘れ、自分の一時的な不幸なことばかりに目を向けないようにしてください。

どんな悲しみ、苦しみも、もっと幸せに、自由になるためのプロセスでしかありません。私達が生まれて来たのは、もっと幸せを、喜びを、そしてどんなことも経験として味わいたかったからです。魂のレベルでは人間から見て不幸と思えることも含めて「経験する」という喜びです。生きている喜びです。優しくなろうとせずに、自分自身に優しくすることを始めましょう。それは甘やかすこととは違います。深刻になりすぎず、力を抜いて自分自身を見て、溢れんばかりの美しい世界を見てみましょう。

悲観的になりすぎず明るく世界を見ることができるようになれば、その明るい現実が引き寄せられるでしょう。私達それぞれが愛を持っています。それにもっと気づきましょう。世界を動かすのはその愛を持った人達です。私達一人ひとりの愛が集まって世界を変えられるのです。

4　死について

♡死は命あるものは避けては通れない道

私達は生活の中で知り合いやペットとのお別れに立ち会わない限りほとんど死を意識することはないでしょう。しかし、死は命あるものは避けては通れない道です。

私は死に対してはネガティブな感情だけではないものを持っています。しかし、飼っていた小鳥の死に立ち会ったときは私のほうがこの現実を受け止められず、ショックで死んでしまうような気持ちになりました。死を頭で理解していてもそれはあっけなく崩れていきました。毎日、後悔や絶望感で何をみても小鳥のことを思い出しました。死を頭でわかっているだけでは何も支えになりませんでした。

死は私達生きている者の立場からすると、動かなくなり、声を聴けなくなり、そして手で触れることもできなくなり、目でも見えなくなり、心に浮かぶだけのおぼろげなその残像だけしかありません。しかし、心のどこかでは誰もが死に対する本質はわかっているのではないかと思うことがあります。自分が魂だった記憶をどこかに持っていると思うからです。

スピリチャルな世界に造形が深く何冊かの本を翻訳した友人が「自分が死んだら天国からサポートしてあげるね」と私ともうひとりの友人に生前に言っていました。亡くなった友人を時々、思い出すことがあります。そんなときに友人が生前に言っていたように本当に天国から応援してくれて

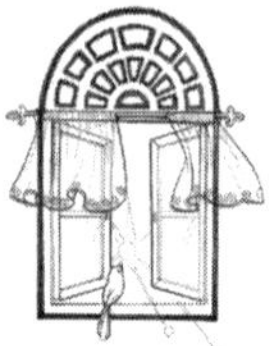

いると感じることがあります。

目には見えないことは信じがたいものです。しかし、友人が雑誌のインタビューで答えていた言葉で印象的なフレーズがあります。「何か言葉を聞いて、あぁ、まったくそのとおりだ！　と魂に響くように感じたら、それ以上その言葉を分析したり、さらにいろいろ考えたりする必要はないといえるでしょう。私達は魂のレベルではその言葉を理解してしまっているからです」。

♡死は制限を超えた世界への移行

この言葉は頭だけでいろいろなことを理解しょうとするときに助けになります。言葉では表現しようがない世界があります。人間の制約された言葉だけでは表現できない世界のことを言葉で表現することは難しいでしょう。限りがあります。無限を制限の中で表現することが難しいのと同じです。死後に魂がほんとにあるのだろか。真実はどうでもいいでしょう。大切なのは確かにあると感じたその感覚だけいいのです。そして、その瞬間に幸せを感じられ、それが何かをするときに力になったらそれだけでいいのです。いろんな判断も必要ありません。

死は制限を超えた世界への移行でしょう。死は肉体から離れて本質に戻り自由になることだといわれてもいます。そう思えばお別れをした存在達は、今は自由な世界で幸せでしょう。そしてまたいつかそこで出合えるはずです。それまでは、目に見えないその世界があると思っているほうが今の私達は幸せではないでしょうか。理屈でなく今の幸せな選択をしましょう。そして、また小鳥や友人に会えると思うと、ワクワクします。そして、うかつな生き方はできないと思います。

5　生まれ変わりはあるのか（過去世について）

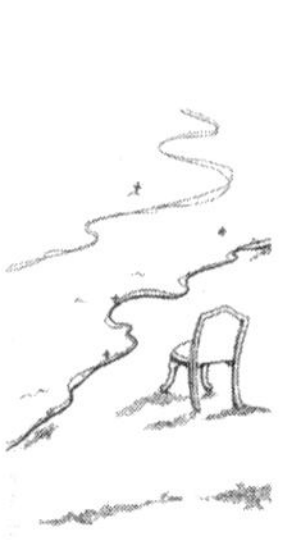

♡過去世での未解決な課題はカルマとして持ち越される

今の自分が生まれる前に、他の人格で、容姿で生きたことがあるのでしょうか。過去世はあるのでしょうか。人生は一度きりだから、もう一度生まれ変わるなんてことはありません。もちろんそうかもしれません。

しかし、ちょっと過去世について考えてみましょう。

フラワーエッセンスの中に過去世を癒すエッセンスがあります。現世で意味もわからないけれど異常に火の恐怖を持っていたりする場合、過去世で火に関わる恐怖や火あぶりの体験している場合などがあると考えられるのです。

また、人を信じるのに強い抵抗があり、基本的には他人は信じられないと強く思っている場合も過去世で人に裏切られて悔しい思いをしたとか、殺されてしまったとかの可能性もあるかもしれないのです。

過去世での未解決な課題はカルマとして持ち越されます。それを生まれ変わりのときには、過去の記憶をリセットしてまた新しい気持ちで生まれてきます。しかし何かを経験したときの感情は魂の記憶として残ります。それがまた再現されるようなことに出合うと、過去世の体験の恐怖が呼び起こされ、現世でのネガティブな経験がないのにわけもなく恐怖や不安が襲ってくるのです。

過去世のその傷は、私達の身体を取り巻く周波数の高い身体のコザール体外縁にトラウマとして深い傷になります。コザール体には過去世の膨大な経験や学習したことやそれぞれのパーソナリティが納められています。

コザール体は高次の自己、ハイヤーセルフとも呼ばれます。このコザール体に働きかけるフラワーエッセンスは、強力な作用をもたらします。生まれ変わることでいろいろな経験を積んで意識は進化していきます。

意識が進化するためには、私達にとって一時的な辛い経験も必要なときがあります。今世で大変な選択をする魂もあるでしょう。今世では豊かさを体験する魂の選択もあるでしょう。そう思えば、他人のことを羨ましく思ったりしなくなるかもしれません。

その時々の生をしっかり味わい生きて行くことだけです。今世で大変な選択をして生まれてきた魂は早めに難しい課題をこなして戻っていくのかもしれません。そんな魂は、次は簡単な課題を選択するかもしれません。

また今、豊かさを満喫している魂は、前回は貧しさの体験を積んできたかもしれません。みんながそれぞれ取り組む課題を自分の好きなようにクリエイトしているのです。

♡過去世のトラウマがあると感じたらそれを癒してみる

さらに、過去世での経験はネガティブなことばかりではありません。過去世で培った才能もあるはずです。その記憶を取り戻すエッセンスもあります。

小さい頃から、少し習っただけですぐできたことや、大人になってから始めたのに、素早く器用にできて昔からやっていたような感覚を覚えたような経験はありませんか。

私達の中には過去世を信じている人もいます。また信じていない人もいます。自分の知っている過去世は、ただの思い込みの場合もあるでしょう。しかし、過去世のトラウマがあると感じたらそれを癒してみる。たとえ気のせいであったとしても、今の自分が癒されたような気分を感じるだけでもいいのです。

真実より気分が変わることがとても大切なのです。

大切なことは過去世があるないにこだわること、過去世からのカルマにこだわること、自分が過去にどんなに有名な人物だったかではなく、今の生の経験を満喫することだけです。

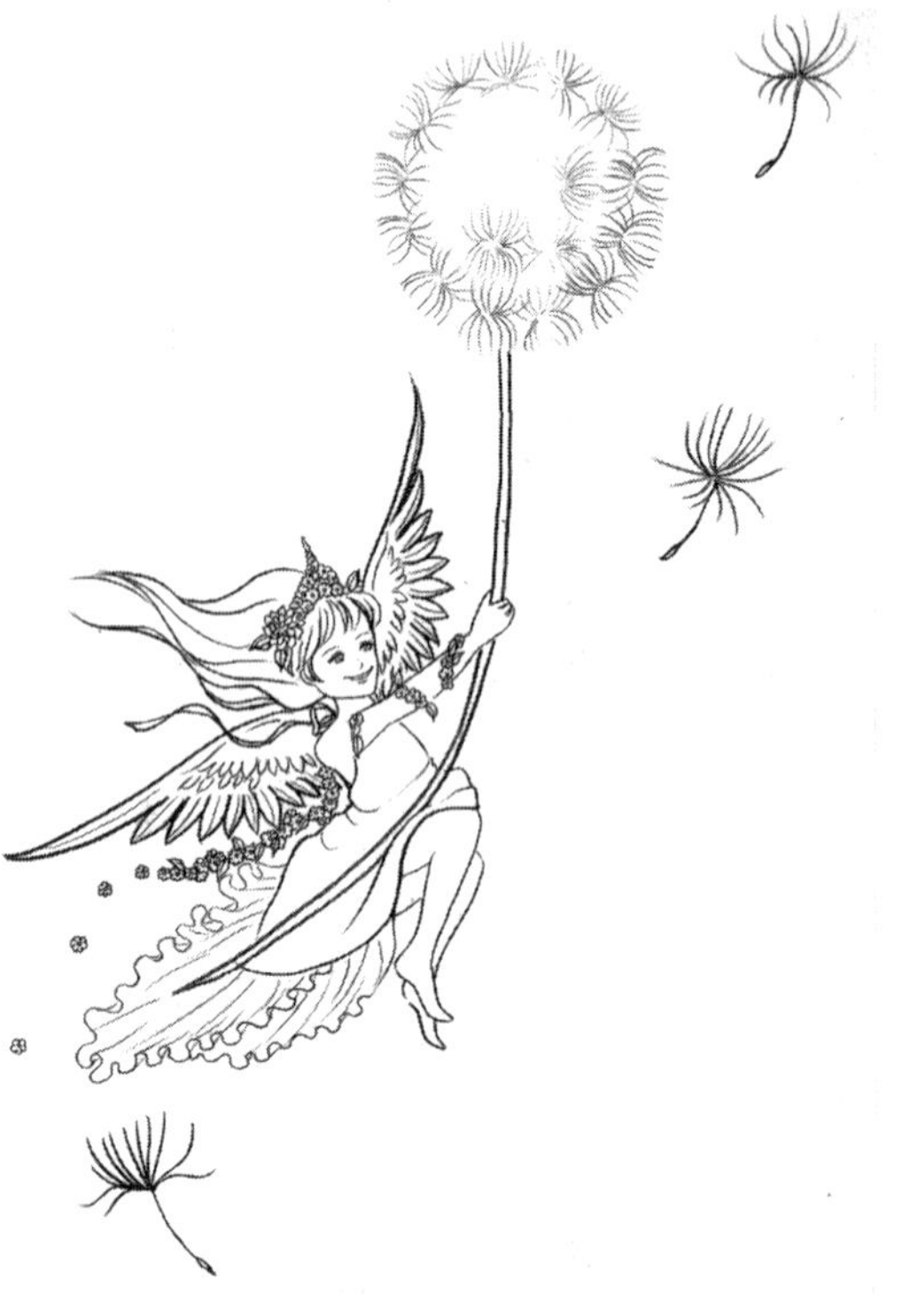

6 怒りとは何か

♡自分の気分が悪いときは物事の良くないことにフォーカスしてしまいがち

「怒らないこと2」というアルボムッレ・スマナサーラ氏の本の中には、怒りは基本的な怒り・激怒・怨み・軽視・張り合い・嫉妬・物惜しみ・反抗心・後悔・激怒（異常な怒り）の10種類に分類されていています。

確かにこれも怒りの感情と思うものがあります。実は表面的には怒っているように見えなくても静かに怒っていることは多いものです。怒ってはいけないという怒りや、一瞬感じる怒りがあります。

自分も振り返ると心当たりがあります。カウンセリングをしていても、怒らないように耐えていて自分の調子が悪くなっている人が少なくありません。

また、免疫学的にみると、一度怒ると免疫力が下がり、怒る以前の状態に戻るのに1日かかります。怒った後や怒られた後は、ぐったりしたりすることを考えると理解できます。

そして、アルボムッレ・スマナサーラ氏は「何かをするときに欲や怒りでするのではなく、喜びを感じることが苦を緩和してくれる」と伝えています。

学生の頃に図書館で好きな人から苦手な科目を教えてもらっていると頭に入り楽しかった記憶があります。勉強をするにも楽しみがあれば勉強もストレスがかかりません。ライバルに勝つための勉強では喜びとは少し違うかもしれません。

例えば、読書をしていても、まだこんなに残っていると思うとイヤになります。ここまで読めたという喜びにフォーカスすることが大切です。

♡小さな達成感で喜びを感じよう

このように、小さな達成感に喜びを感じていきましょう。

また、物事には必ず二面性があるものです。自分の気分が悪いときは物事の良くないことにフォーカスしてしまいがちです。これに早く気づくと怒りが大きくなる前に消えていきます。

そして、そのままほっておくと、常にイライラし、自分の体も調子も悪くなっていきます。怒りにエネルギーを使いすぎて、やるべきことまで気力、体力がまわらなくなります。体も硬直してあちこち痛くなります。

そして、自分が抱えている怒りで周りの人達と上手くいかなくなったり、人が信じられなくなったりするのでは悪循環です。

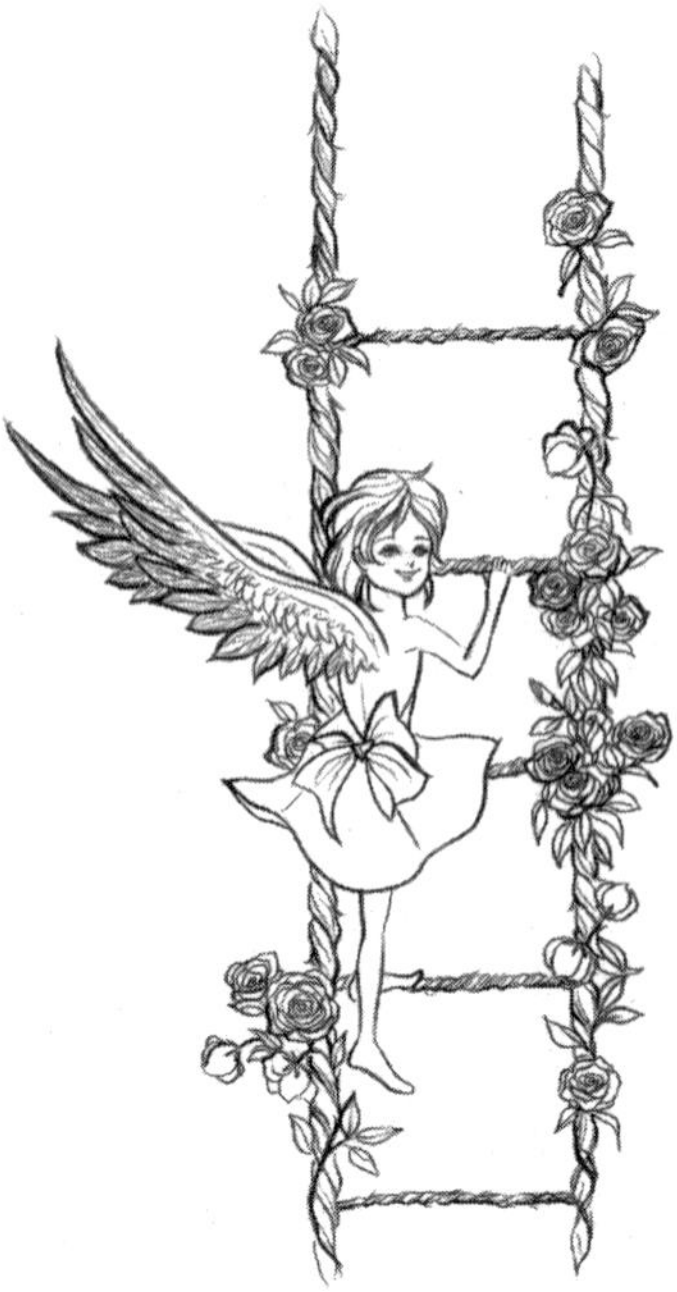

7　優しさとは何か

♡何らかの引き換えを求めない

優しい人はどんな人でしょうか。自分にとってこうしてほしいなと希望することをしてくれる人が優しい人と感じますが、それだけでは親切な人ですね。そして、何かをした後に賛美を求めていたり、見返りを期待したりする人は優しい人とはいえません。

動物が子どもを育てるときに、子どもに見返りを求めているとは思えません。その姿は、本能ともいえる部分もあるのでしょうが、それだけではない優しさを感じます。ただ無心で子どもを1匹で生きて行けるように育てるという行為をするだけです。親離れのときは、戻って来る我が子を追いやります。厳しさを感じますが、本来はそれがほんとうの優しさでもありますね。

人間はどうでしょうか。優しさと引き換えに何か見返りは求めてないでしょうか。子供の強さを信頼せずに、ひとりでは生きていけないような弱い子にしていないでしょうか。

また、優しくした相手に対して相手が何もいってこないことに対して「あれはどうなったの？」と必要以上に深入りしすぎることもなく、自分が他人にした行為は忘れて流していける人ではないでしょうか。

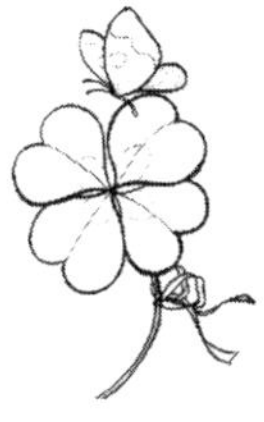

そのため他人の世界に入りすぎることもないでしょう。あれこれ自分の枠にはめたりはしないでしょう。自分との意見の相違も受け入れながら、また、何かがあったとき、自分がしたいと思った

ら自分のできる範囲で協力、お手伝いしてあげる。ただ、それだけではないでしょうか。

何らかの引き換えを求めるとき、その優しさは純粋なものではなく、心の中に葛藤を生むでしょう。

♡他人に優しくしすぎる人は優しさの意味を考えてみてください

本来は誰もが優しいものです。しかし、他人のことが考えられないときは、たいていは自分も自分自身をないがしろにしています。そして、心が疲れているでしょう。自分の中に優しさが溢れてきたら、誰もがその優しさを表現したくなるものです。

困った人がいたら、自然に声をかけたくなるでしょう。優しさは無条件で心から湧きあがり、そして発言し、行動と結びつきます。頭でこうしてあげようと思っていても心から感じていなければ、その優しさは長く続きません。

そして、その優しさはテクニックであり身につくことはありません。ほんとうの優しさは心の中のわだかまりや悲しみ、すべてを溶かし、包み込み、そして昇華させてくれるようなものです。

外からの優しさを求めて、それに頼り過ぎると満足をすることは決してありません。外からの優しさを元にしていたら、周りの人とも健全な関係は築けないでしょう。たいていは周りの人が力尽きてしまうでしょう。

また他人に優しくしすぎる人は優しさの意味を考えてみてください。例えば親から良い娘、パートナーから良い妻、良い母親と言われたいのか。そんな感情はないですか。

8　音楽も波動

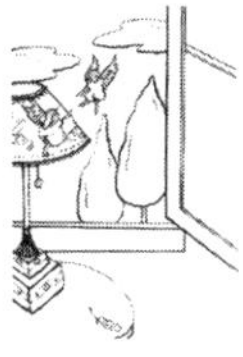

♡自分をいたわる気持ちを忘れない

音楽家のヘンデル（Handel）の作品でメサイアという大作があります。この作品はすべて演奏すると2時間程かかります。そんな大作をヘンデルは24日で仕上げてしまったそうです。祈りを捧げ、涙しながら仕上げたともいわれています。この涙はヘンデルの喜びの涙ですね。彼の多くの作品は壮大で、まるで天からのインスピレーションを受け取ったような音楽のようです。

聞いていると作曲家の喜びの波動が伝わってくるようです。きっと、喜びの中で創られたのでしょうね。忙しすぎると余裕がなくなるものです。しかし、本来はバタバタしていては良い仕事や冷静な判断はできにくいでしょう。例えば、同じ人がお料理をつくるにしても、余裕を持ち、心を込めてつくる料理とバタバタしているときにつくる料理は食べる側は違いがわかるものです。バタバタしているときは気づきにくいのですが、周りの人はそんな人が側にいると落ち着きませんよね。

私達は、忙しいと自分のことしか見えにくくなってしまいます。そんなときこそリラックスする時間が必要です。疲れてくると他人のことも目に入らなくなり、自分自身もいたわる気持ちも忘れがちです。少しの時間だけでも、波動の良い音楽を聞いたりし、本を読んだりしたり、気持ちがいいなと感じる場所に行って気分転換することが大事でしょう。そのほうが結果、効率が良かったり、いい結果が出たりするものです。忙しい生活が続くと周りの態度が気になってきたりしてイライラしたりしやすくなります。肉体的にも負担がかかってくるでしょう。そして、肉体が疲れているのにカフェインを取ると脳を覚醒させるので肉体からのSOSに気づきにくくなります。

また、忙しいときは身体が症状を隠したほうが都合がいいので調子が悪いことを隠す機能もあります。たばこを吸っている人ならわかるかと思いますが、たばこを止めたほうが吸っていた頃のときより調子が悪くなったりすることがあります。ですから、力の入れ加減はとても大切です。時には仕事が忙しかったりして、リラックスしたくても余裕がなくて偏りがちになるしょう。そんな中でも、少し立ち止まり意識して動、静のバランスをとってください。

♡自分の気持ちがアップする音楽やリラックスする音楽を知っておくのもいい

いつも急いでいる人は急ぐことばかりになって本来の目的がずれないように、そのバランス感覚や力の入れ加減を調整してください。気分転換に好きなことをしたり、波動の良いものに触れたり、丁寧につくられた料理を食べにいったり、それぞれの方法で自分を喜ばせてください。

感動は何かをするときとてもパワーになります。メサイアの歌詞の中にこんな言葉があります。いと高き所に栄光が神にあるように。Glory to god「いと高きところにおられる神に栄光あれ。地上には平和が、そして人々には良い心があるように」、この言葉は聖書の中の言葉です。音楽の歌詞も言霊のようなものです。マントラが入った洗練された音楽があります。自分の気持ちがアップする音楽やリラックスする音楽を知っておくのもいいでしょう。そのときに魅力を感じる音楽は歌詞で自分の気持ちを代弁してくれたり、音（波動）が必要だったりするでしょう。

⑩フラワーエッセンスを理解するために知っておこう

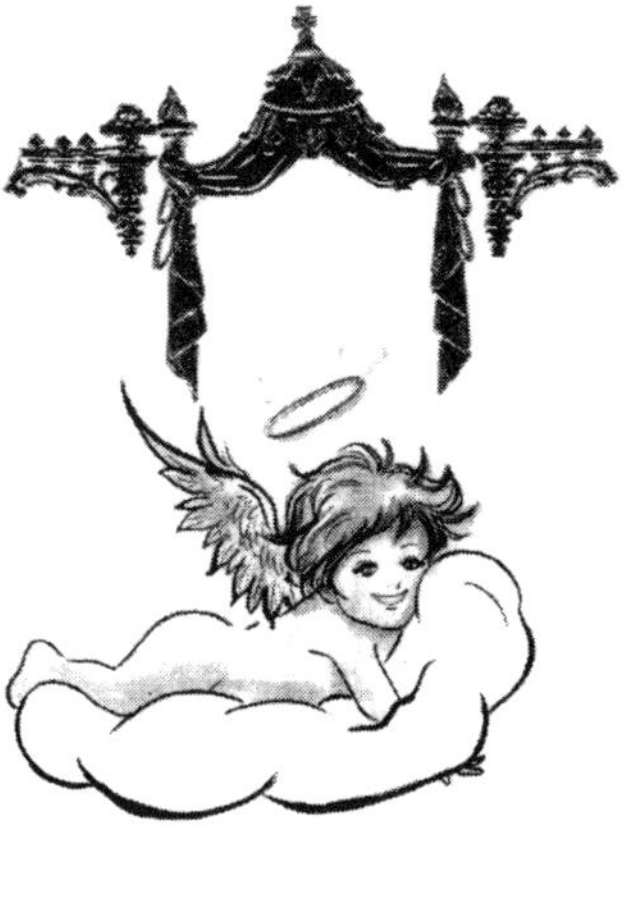

1　フラワーエッセンスを理解するためのエネルギー体のこと

フラワーエッセンスやフラワーエンハンサーは物質的身体（肉体）から各高次のエネルギー体にも作用を及ぼすものがあります。フラワーエッセンスより波動の高いフラワーエンハンサーは高次のエネルギーレベルにも到達するものがあります。例えば、ＬＴＯＥのクラウンオブコンシャスネスなども「神の住む場所、創造の叡智」に戻るというキーワードを持つフラワーエンハンサーです。

ここでは、フラワーエッセンスやフラワーエンハンサーが作用する高次のエネルギーのことをＡ・Ｅ・パウエル氏の「神智学大要全５巻」を参考に話を進めます。

♡**エネルギー体**

エネルギー体は、物質的身体から①エーテル体、②アストラル体、③メンタル体、④コザール体の順番で私達の物質的身体（肉体）から外に向かって広がっています。目には見えません。

体の周りで何かを感じたりするようなときがあります。それはエネルギー体を感じているのです。

♡**エーテル体**

エーテル体は肉体を活性化させ、生気を吹き込むものです。肉体を包んでいます。そして肉体に重なって浸透しています。肉体より高い周波数で気、オーラともいわれます。

エーテル体が元気に満ちあふれていると、その生命も同じように元気です。エーテル体は私達の物質的身体（肉体）と強固に結合して依存していると考えられています。そして相互に作用し続けています。

エーテル場にゆがみが生じた場合、やがて肉体レベルでも疾患の生じる可能性があると考えられています。つまり、オーラとも呼ばれている部分から病気になる前触れが現れているということです。エーテル体はキルリアン写真で撮ると映ります。例えば、切り落とした葉を写真に撮ると、写真には実際にはないのに切り落とす前の葉のエネルギーフィールドの形が映ります。

またフラワーエッセンスをキルリアン写真で撮ったものを、プロジェクターを通してクライアントの身体に照射させる治療もあります。飲むのではなく光でフラワーエッセンスの波動を照射します。これはＰＨＩエッセンスのホリスティックライトトリートメントです。

エーテル体は鍼灸治療で経絡に直接的影響を与えます。経絡はエーテル体に存在し、エーテル体は経絡で肉体と繋がって、肉体とエネルギー体を繋ぐものと考えられています。生命と非生命とを区別するのはエーテル体です。

エーテル体が生命から離れるのが死です。エーテル視力が発達すると、物質の透視ができるようになります。植物の成長はエーテル体の作用です。そして、香料はエーテル体に働きかけます。睡眠中に自分を保護する必要がある場合はエーテル体で殻をつくるイメージをするといいです。

＊キルリアン写真とは、特殊な方法で生命エネルギーフィールドを映った写真です。
＊オーラとは肉体を取り巻く、エネルギーフィールドのこと。

♡アストラル体

アストラル体は自分の感覚的反応と欲求の結果です。好き、嫌い、苦痛、快楽などの相対する感情によって影響を受けます。感情体、欲求体、情緒体とも呼ばれます。

アストラル体は、エーテル体より高い周波数です。アストラル体は自由にどこでも行き来できます。アストラル体は睡眠中に肉体から抜け出て高速で、遠くまで行けます。このことは多くの不思議な体験を理解させてくれる助けになるでしょう。体外離脱などはアストラル体が移動することです。アストラル体はそれぞれの生命に深みを与えます。

例えば、色や形はアストラル体の表現です。アストラル体はチャクラを含んでいます。またアストラル体の問題は経路やチャクラに影響を及ぼします。

アストラル体にはネガティブな感情も残ります。そして蓄積していきます。そのエネルギーはいずれ肉体レベルに届き悪影響を及ぼし細胞に記憶されます。アストラル体のエネルギーや情報はエーテル体を介してチャクラシステム経由で身体に伝えられます。

そして、色彩はアストラル体に影響を及ぼします。肉体の病気は①エーテル体と、②アストラル体に90％現れます。アストラル視力では物体のどこの部分も同時に見ることができます。例えば、閉じられた本は前後の章が透き通って見えるのではなく、すべてが1章に見えます。

また、夢の中で１２３の数字を見ても実際は３２１だったりします。このように夢の中で見る数字などは逆転していることがあります。夢は起きたときに頭では理解できないことが多く、この数字の話は納得できる例でしょう。

アインシュタイン氏や、多くの科学者達がアストラル階層を四次元といっている次元と一致する点が多いです。このアストラル界のアストラル体を発達させるには食物に気をつけ、ネガティブな感情を浄化させるのが先決です。

そして、自分で発達させるより自然の流れを待ってください。浄化が進んでいないときに発達させようとすると、多くの問題が起きるので注意してください。

アストラル界はネガティブな存在もたくさんいます。プロセスを踏むことなく進むと自分の中にネガティブなものがあれば同じ物を引き寄せてしまいます。

ここの情報はたとえると波を打っている海の水面のように歪んでいたり、不確実でもあり断片的でもあります。

アストラル体に現れる色によって感情が表現されます。例えば、バラ色は非利己的愛、明るく紫が混じっている場合は人類愛、プリムローズイエロー（鳥のカナリヤのような色）は霊的目的に捧げられた知性、ウルトラバイオレットは心霊能力のより高級、純粋な発展です。

喜びのときは、アストラル体と③メンタル体は光輝き、明るく、特殊なさざ波が起き、楽しいときは泡立つように見えます。どちらもおだやかです。反対にネガティブなときや利己主義的であると褐色と灰色が入ってきます。そして③メンタル体の収縮が起こります。

プリムローズイエローやバラ色などは卵形のアストラル体の上に現れます。また色は、利己的である場合は卵型の下に現れます。

卵形のアストラル体の形は、利他的である人達は下のほうが小さくなっています。反対に利己的な人の場合は卵形の上が膨らんでいます。愛や良い感情はアストラル体の中にネガティブな感情より長く留まります。優しい笑いは金色と緑の円形を出します。

小鳥の鳴き声は曲線や光の輪になりカンパネロの金色の球です。そして、自意識過剰な笑いは泥沼のような色です。どちらの笑い声も聞いた人のアストラル体に影響を与えます。

犬が激しく吠えているようなときは小銃弾のような先が尖ったものが飛び、聞いた人のアストラル体を傷つけその人を不安にさせます。

また、瞑想中に自分を守ることが大切です。自分に向けられた嫉妬や怒り、アストラル界に浮遊するネガティブな存在の影響を受けないようにするには自分の周りにアストラル体の殻をつくりましょう。白い光、金色の中(殻)に包まれているイメージがしっかりできればいいです。

♡**メンタル体**

メンタル体は精神体とも呼ばれます。メンタル体は、②アストラル体より速く振動する微細な磁気エネルギーフィールドで、意識的思考、無意識的思考、創造性、インスピレーション、発明、などがこのレベルです。

人間が物を考えるときにはメンタル体を使っています。メンタル体は②アストラル体と似ていますが、ここでは更に色彩も生きてるかのように強く明るく輝きます。まるで真珠母貝の虹のように美しく言葉では表現できない程です。そして活力に満ちあふれています。精神と知性が大きく関わります。メンタル体の障害は、②アストラル体に影響を与えてやがて肉体レベルまで届き、エネルギー的にトラブルを起こします。メンタル体はチャクラを経由して肉体と繋がり、内分泌系、神経系の中枢に関与しています。メンタル体は卵型です。

心とは、メンタル体の中で働いている自我です。メンタル体では五感はなく、感覚というほうがしっくりします。②アストラル体の段階のように言葉はなく、考えていることがお互いに伝わります。メンタル階層では何かを思うだけで形と色と音が現れます。そして、記憶力と想像力を発達させます。神秘的思想や霊力があると物質界には存在しない色彩がメンタル体に現れます。

メンタル体は②アストラル体の場合と同じように、何かを深く悩んでいると、メンタル体の中にネガティブなものが残ってしまいます。このことは外部や内部の自由な動きを邪魔して物事を正しく見る力を弱らせます。そして、その力は減少していき、ますます正しく物事ができなくなっていきいろいろなことに対して偏見が増大していきます。

人の想念は強くリアルにイメージできればできるほど、強い想念波となります。善い想念を持つ人の想念波の影響は周りの人に影響します。もちろん反対もしかりです。例えば、あなたがどんなときも愛の実践を強く信念に持っていたら、あなたの信念は波となり周りの人達の②アストラル体やメンタル体に変化をもたらすこともできるのです。また同じ想念を持つ人が何か善いことを祈るとその想念の持続時間は長くなり、利他的であれば大きさも形もより大きくしっかりします。

♡**コーザル体**

コーザル体は、③メンタル体より高い周波数を持ちます。個人に関わるエネルギーを越えた存在です。今世、前世の物質的身体レベルで経験したことが記録されています。普遍的な見地から物事を捉えます。ハイヤーセルフの領域です。コーザル体は生まれ変わりにも関係があります。ある所にアザや傷がある場合、前世の傷が関係していることがあります。前世を記憶しているのはコザール体の力です。コザール体には善い要素だけしかありません。しかし、影響を受けないわけではなく、自分の中の美徳を育てないとそれの輝きはいくらか薄れます。

コーザル界における形態、色、音は人間の言葉では表現しつくせないものです。

コーザル体からの治療の効果はもっとも強力なアプローチとなります。

このエネルギー体の部分に作用するフラワーエッセンスは過去世を癒すものがあります。

コザール体の先にもさらに高いエネルギー体は存在しています。

【エネルギー体の図】

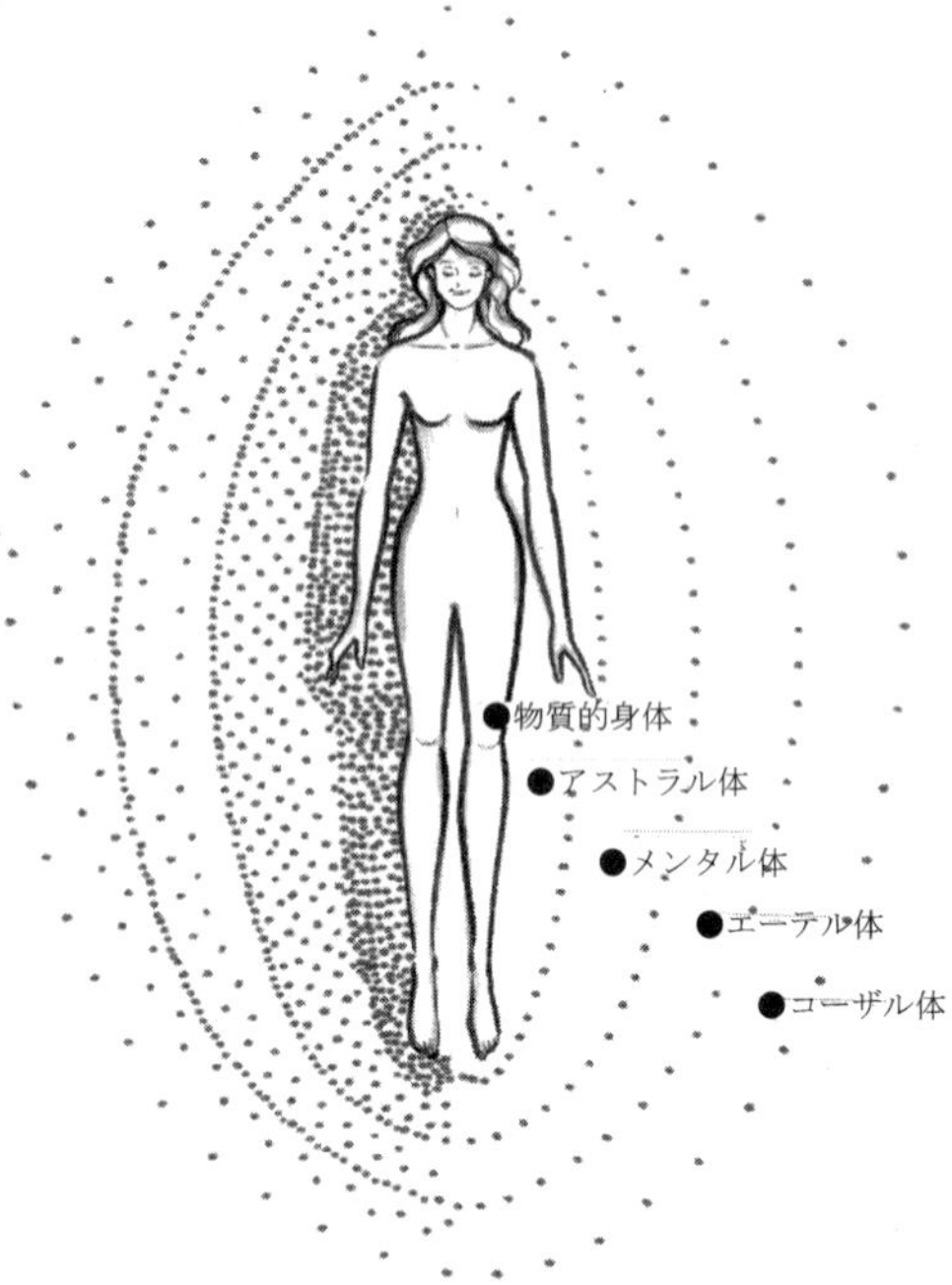

2　感情と身体に関わる食事のこと

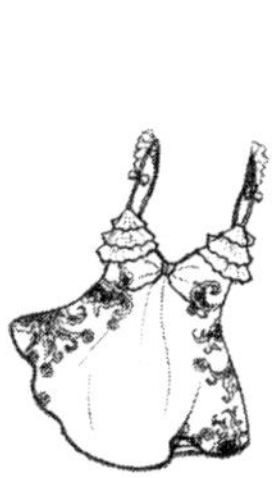

♡きれいでいるための食事

カウンセリングをしていると私達の口にしている食べ物が感情に強く影響を与えていることがよくわかります。食べ物の持つそれぞれの波動や調理法や消化吸収の問題などで感情の起伏が激しくなったりします。フラワーエッセンスを取るだけでなく感情を穏やかに保ち過ごせたら、もっときれいでいられるでしょう。

きれいになりたい、いつまでもきれいでいたいのは多くの女性達の願うところでしょう。きれいになる。いつまでもきれいでいるにはいろんな角度から追求をしていくことが大切です。

お化粧を上手くできるようになるのもテクニックとしては大切です。例えば、お洒落も似合うカラーを知っているとより美しく見えます。チークのカラーリング、入れる位置で印象も変わります。しかし、それだけでは表面的なことだけになってしまうので、もっと身体の中からきれいになるアドバイスをします。自分が普段、口にする食べ物が「きれい」をつくります。

♡オーガニックの野菜

オーガニックの野菜は、それぞれの野菜の素材が持つ味わい深さを感じることができます。それに野菜自体が元気で波動がいいです。通常のスーパーマーケットの野菜とオーガニック野菜を比べると、オーガニックの野菜のほうが手にしたときも重みをずっしり感じることができます。

お料理するときも、根菜類は包丁を入れると多少力がいり、お野菜の細胞壁がしっかりして、エネルギーが凝縮している印象です。

ひとつひとつの野菜の栄養素もスーパーで売っているもの1個と比べると、5個以上の栄養価があるといわれています。栄養価が高いため、栄養素が足りないことによって食べ過ぎることが改善されるでしょう。

食べていても、まだお腹がすく理由に必要な栄養素が足りていないと身体は栄養を補給しょうと食べ過ぎてしまいます。つまり、栄養価の少ないものをいくら食べても満足感が得られず食べ過ぎてしまう要因の1つでもあります。

そしてオーガニックの野菜は皮までいただけるので味も深みがあります。そして、繊維もとれて、皮もむかないで食べたほうが栄養価も高く、よく噛むこともでき、身体にも頭にも歯にもいいです。良いことずくめです。

よく噛まないことや早食いは、身体が陽性に傾きすぎます。そして食べ物を口に入れて噛むときに、いろんなものを入れて噛まず、一つずつ口に入れて噛むとエネルギーが混乱しません。また今のお野菜、食べ物は早く食べることができる程、柔らかいものが多いということです。今は、パン、お菓子など堅い物が好まれないと聞きます。

食事は、各自の食の嗜好があります。ただ、体調の優れないときはエネルギーのある元気な野菜に変えるだけでも変化は感じてもらえるでしょう。

3　ダイエットをしている人の食事

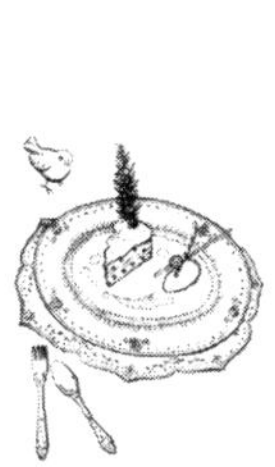

♡食事を始めてから20分以内にばくばくと食べ物を口にしないことが大切

ダイエットをしている人は食事を始めてから20分以内にばくばくと食べ物を口にしないことが大切です。お腹いっぱいと感じるのは満腹中枢が刺激される20分後だからです。

また、こんなダイエット法もあります。レインボーダイエット法（次頁表参照）です。食事にいろんなカラーを取り入れましょうというものです。

花の波動のフラワーエッセンスではなく、色の波動が入ったカラーエッセンスがあります。食べ物で不足しがちな色を食事で取れなかった補足として、カラーエッセンスで取るのもお勧めです（フローラコロナのカラーエッセンス）。

楽しいと感じるときに脳内でドーパミンが放出されます。

この物質は足りなくなると太りやすくなります。また若さを保つのに大切な神経伝達物質です。

そう考えると笑いのない生活は女性には大敵ですね。

また、でんぷんなどの炭水化物が多い野菜、じゃがいも、カボチャ、サツマイモなどは食べ過ぎに注意してください。食べ過ぎることによって、血糖値の上昇によりインシュリン分泌を促します。内蔵に負担がかかります。

ダイエットをしている方は特にこれらを食べ過ぎないようにしましょう。

【レインボーダイエット】

色	野菜	効果
赤	トマト、イチゴ、 赤ピーマン	心臓病の予防、肺に良い成分が豊富。
黄色	パイン、レモン	ビタミンCが多く、免疫機能向上。
オレンジ	にんじん、みかん、 かぼちゃ	筋肉の発達と体の成長に。
緑	ほうれんそう、 レタス、キウイ	がん予防、目に良い成分が豊富。
青	ブルーベリー	抗酸化作用が高い。
紫	なす、紫キャベツ	アンチエイジング効果期待。
白	にんにく、たまねぎ、 バナナ、ジャガイモ (光の7色を合わせると白)	若い脳を取り戻す。

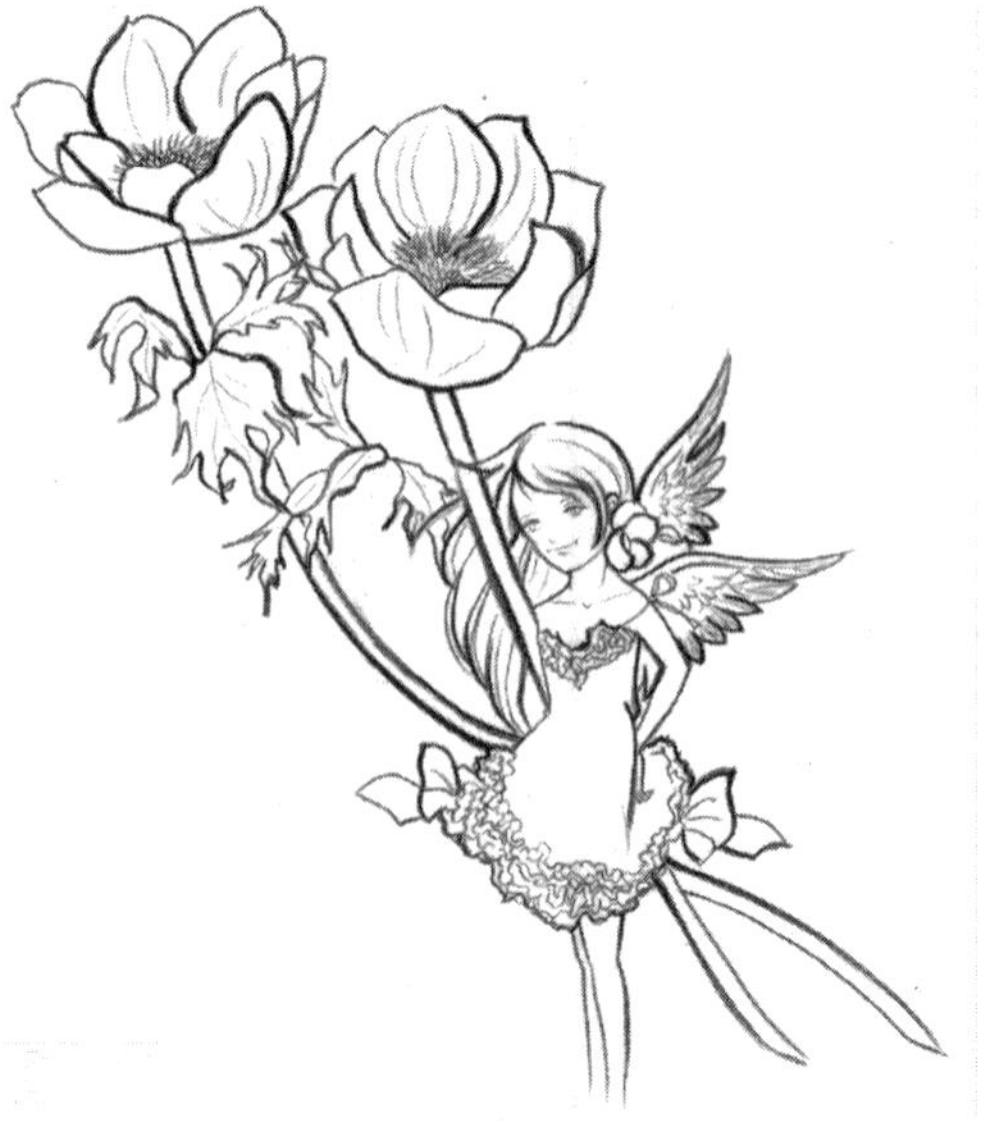

4　食べ物でアンチエイジング

♡食べた物がその人の雰囲気などで現れる

繊維質の少ない食品は便秘の要因になります。そして大腸に老廃物がたまるので老化の原因の1つにもなります。朝起きたら冷たくないコップ一杯のお水を飲むこと、そして繊維質のない食事をしないように心がけましょう。

便秘ぎみの人は、下剤効果のある食品のプルーン、パイナップル、パパイヤ、皮のついたままのサツマイモなどが有効です。また飲み物ですとココアなども含まれます。

そして、美しい肌には粉物の食事も少ないほうがいいでしょう。粉物は体液の質が滞って顔色も黒っぽくなりやすいです。

そして、腸の内側の絨毛は髪の毛と対応しています。きれいな髪の毛は絨毛がきれいであることも関係があります。体内で滞りがあれば、精神も同じような影響が出るでしょう。こんなときは、たとえ言葉にしなくても、その人の雰囲気がなんとなく重い感じに見えるかもしれません。もちろんその人の持つ思考と同じように、食べ物も最終的にはその人の出す波動として現れるからです。

食べた物がその人の雰囲気などで現れます。例えば、お肉が大好きなグループとベジタリアングループでは、みた雰囲気もぜんぜん違います。

また、ローフードの食事にはバイオフォトンと呼ばれる光の粒子が豊富に含まれています。食べ

た人のエネルギーレベルをアップしてくれます。バイオフォトンは加熱をすると失われてしまいます。またプラントベース（野菜中心）の食事は酵素も多く含まれています。酵素は痩せやすい身体をつくり、浄化、脂肪を燃焼させる力を持っています。

48度以上に加熱すると酵素は死滅します。また、美しい肌の秘訣は体内環境を整えることも大事な要素です。お肌は腸や細胞の状態を表しています。

皮膚細胞は2～4週間で入れ替わります。今日から食べ物を変えると1か月後に今よりきれいになっているでしょう。

♡身体に取り入れる脂肪

また身体に取り入れる脂肪は良いものを取り入れましょう。

身体に良くない脂肪は、トランス脂肪酸といい、加工された油のことです。不飽和脂肪酸は、肉や乳製品や動物性脂肪によく含まれます。

身体に良い脂肪は、フラックスオイル（亜麻仁油）やエキストラバージンオイルの有機素材の加熱処理がされていないコールドタイプのものです。

ローフード、（リビングフード）は酵素やビタミン、ミネラルを効率よく摂取するために生のまま食べます。ローフードはリビングフードと混同されますが、リビングフードのほうがより酵素をたくさん含んでいます。ローフードの木の実や種や豆類を発芽させると酵素が活性化します。これをリビングフードといいます。

5 陰陽が感情や身体に与える影響

♡陰性と陽性の判断基準

マクロビオテックの考えに陰陽の考えがあります。東洋で使われている陰陽の概念とは少しだけ違います。どちらかに傾きすぎず、バランスよい真ん中を中庸といいます。

心身ともに中庸の状態が理想です。陰性と陽性の判断基準は次頁の表を参考に。

＊マクロビオティックの食事は玄米菜食です。肉、卵、牛乳、乳製品、砂糖は取りません。フルーツも熱帯原産の野菜、フルーツは避けます。日本は温帯に位置するので、熱帯で食べる野菜やフルーツは身

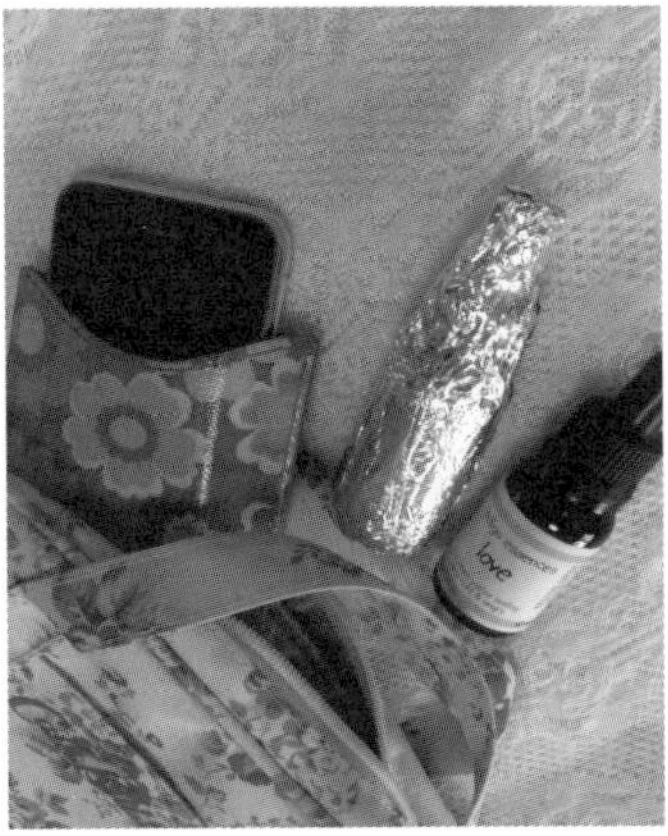

携帯と一緒に持つときは、エッセンスをアルミホイルで包んで持ち歩くと、電磁波の影響を受けません。

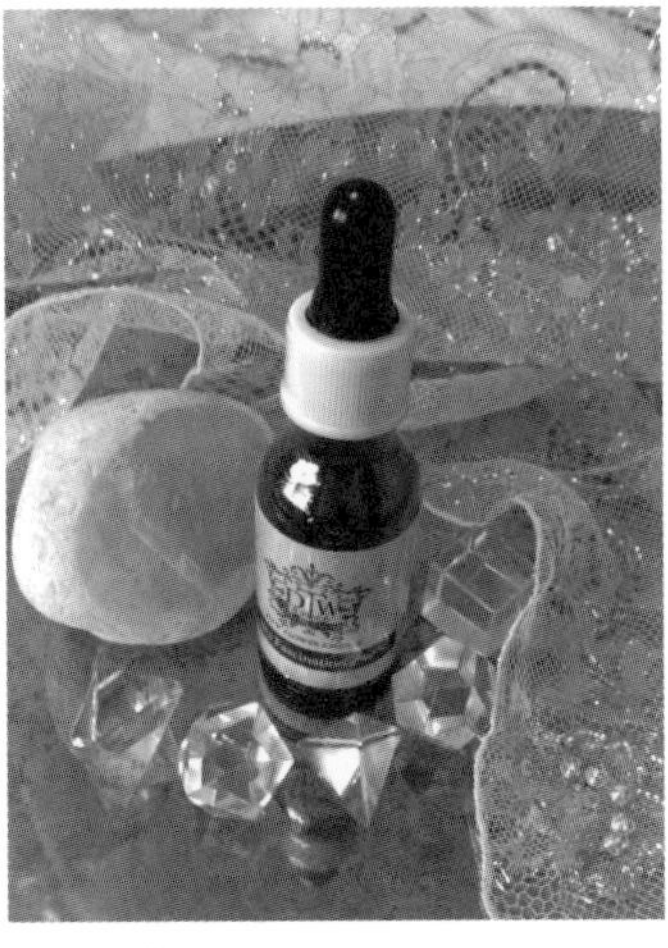

DTWのファシネーション女性力を高めるブレンドエッセンス。女性の輝きをサポート。

【陰性と陽性の判断基準】

陰性	陽性
・遠心性、拡散性、上昇性を持つものです。 ・静的、冷たい。 ・植物性。上に向かい育つ。 ・暑い地域に育つ。成長が早い。 ・大きい。水分が多い。 ・甘い。辛い。酸っぱい。 ・調理時間が短い。 ・熟成時間が短い。 ・陰性が強くなりすぎると、ぼーっとしがちになります。 ・落ち込みやすくなったり、人と話すことが苦手。 ・悲観的になります。 ・鼻水、下痢をしがち。 ・青あざができやすくなります。 ・お肌の毛穴もひらきます。	・心性、収縮性、下降性をもつものです。 ・動的、熱い。 ・動物性。下に向かい育つ。 ・寒い地域に育つ。成長が遅い。 ・小さい。水分が少ない。 ・苦い、塩辛い。 ・調理時間が長い。 ・熟成時間が長い。 ・陽性が強くなり過ぎると、イライラする。 ・過食症。 ・髪が硬く、白髪が多くなります。

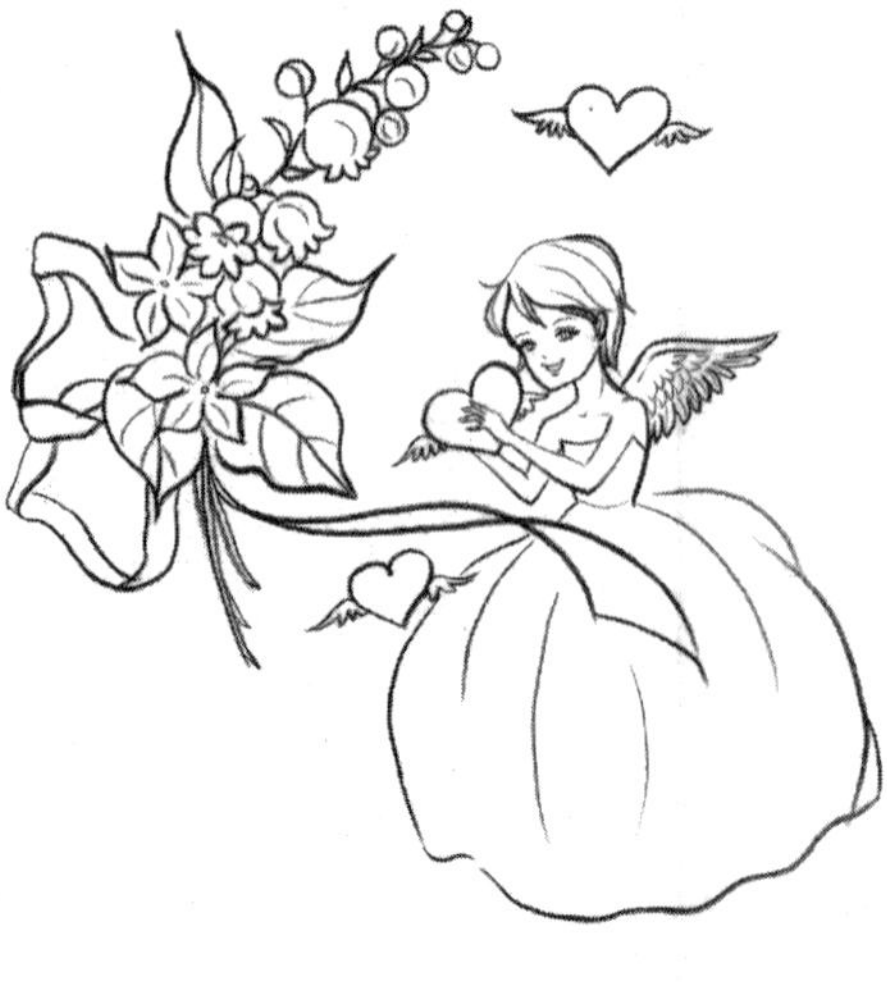

体を冷やす作用があるという考え方からです。オーガニック野菜をできる限り使います。

6　食べ物で不安感を和らげる

♡ギャバは不安感や痛みをコントロール

ギャバ（ＧＡＢＡ）＝ガンマアミノ酪酸の不足は、不安定な心になりやすくなります。ギャバは不安感や痛みをコントロールします。興味深いのはギャバが体内に、多く出ていると悟りの境地に入ります。

ギャバは発芽玄米に多く含まれます。またトマト、なす、アスパラ、かぼちゃ、きゅうり、みかんや漬物、キムチの発酵食品に多く含まれています。

食事を変えると心穏やかになる、きれいになる、若返るという嬉しい変化が訪れます。不安感が強い人は白糖の取り過ぎも注意しましょう。

特に単糖類の白糖は、米飴やメイプルシロップなどの多糖類と違い、血糖値の上昇が急激に上がります。そして急激に下降し情緒不安定になりやすいのです。

米飴やメイプルシロップなどの甘みは白糖と比べると血糖値の上昇が穏やかです。高カロリーの白糖はドーパミンの分泌を促し、脳内の神経物質であるセロトニンの分泌も高めるので、満腹感とは別で満たされた気持ちになります。セロトニンは炭水化物を取ったときに分泌されます。眠くなることとも関わっています。

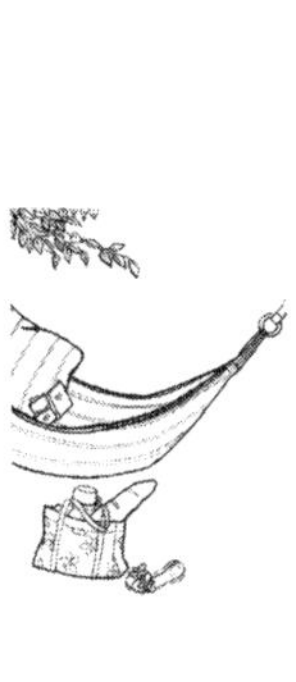

白糖を断つのは体験していただくとわかるのですが、ほんとうに気をつけていても、外食をした

らほとんどの物に入っています。加工食品や調味料や飲料水にも入っています。漬け物やキムチなどにも、お菓子にはもちろん入っています。

そして砂糖の入っている物は口に入れたときにおいしいと感じます。白糖はなるべく常用せずにたしなむ程度にしたいものです。お砂糖を食べたら次の日は一切取らないという日をつくり内蔵を休ませることがお勧めです。

砂糖の入ったおやつをいただくなら、膵臓の代謝のインシュリンの分泌が高まる、16時から17時に取りましょう。

♡砂糖の取り過ぎは体内のカンジダ菌のバランスをくずす

食品表示で書いてある、コース、トース、ロース、シロップは糖分です。例えば、ブドウ糖はグルコース、乳糖ラクトース、デキストロースなどの表示がされているでしょう。

ほくろは多すぎる糖分の排出です。だいたいが臓器の経絡にそってぽっぽっとあるものです。ほくろが盛り上がっている場合は糖分とタンパク質と脂肪の排出です。また、砂糖を取るのは、脳の快楽中枢を刺激して、ストレスを解消したいということも関係あるでしょう。

取り過ぎてしまうときは、心理的な負担になっていることをエッセンスなどを飲んで解消させることが大切です。そして砂糖の取り過ぎは体内のカンジダ菌のバランスをくずしてしまいます。

イライラしやすくなったり不安定になりやすい要因となります。また食べ物をいただくときに野菜→タンパク質→炭水化物の順で食べると血糖値の急激な上昇を防げます。

7　チャクラとは何か

♡チャクラの役割

チャクラの語源は古代インドに起源があります。サンスクリット語で車輪、円盤、渦などの意味があります。チャクラはエネルギーの補給所のようなもので、身体の奥に向かって時計回りに螺旋状に回転するエネルギー中枢です。

人体には主要な7つのチャクラがあります。解剖学的に重要な神経叢や内分泌系とほぼ同じ位置にあります。神経単位の中に科学的に埋め込まれている記憶はチャクラにも、最近の情報や経験や感情から、過去の古い情報や経験や感情、そして深い部分には過去世の記憶や発揮されていない潜在能力がエネルギーとして埋め込まれています。

チャクラは周辺から時計回りに回転してエネルギーを引き寄せて体内に合うように一定の周波数に変換して送ります。変換機のような機能があります。取り込まれ変換されたエネルギーは、身体の主要なチャクラと呼ばれる部分の臓器にも影響を及ぼします。

チャクラは内分泌系にも影響を及ぼすので、チャクラが整うとホルモンバランスも整います。そして最終的には細胞の変化をもたらします。そして感情も整ってきます。情緒的な問題はチャクラに影響を与えます。外からエネルギーが整うことで身体も整ってくると考えられています。

つまり病気になるとき、最初はチャクラのエネルギーのバランスが崩れることから肉体部分に病

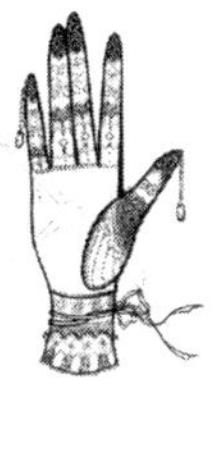

気が現れると考えられています。またチャクラはサイキック能力と関係があるとされています。例えば、透視をするときはサードアイ（第6チャクラ）が関係しているといわれています。

♡**チャクラの数**

チャクラの数は、7つ以外に12個、36個あるなどといわれています。「癒しの光」の著者のバーバラ・アン・ブレナン女史によれば、チャクラからは光のコードが出ていると考えられています。

このコードは、人と人のチャクラを結びつけ第二チャクラは第二チャクラに、第五チャクラは第五チャクラにと同じチャクラ同士が結びつきます。親子間ですべてのチャクラは結ばれています。他人とは合意のもとに結ばれます。

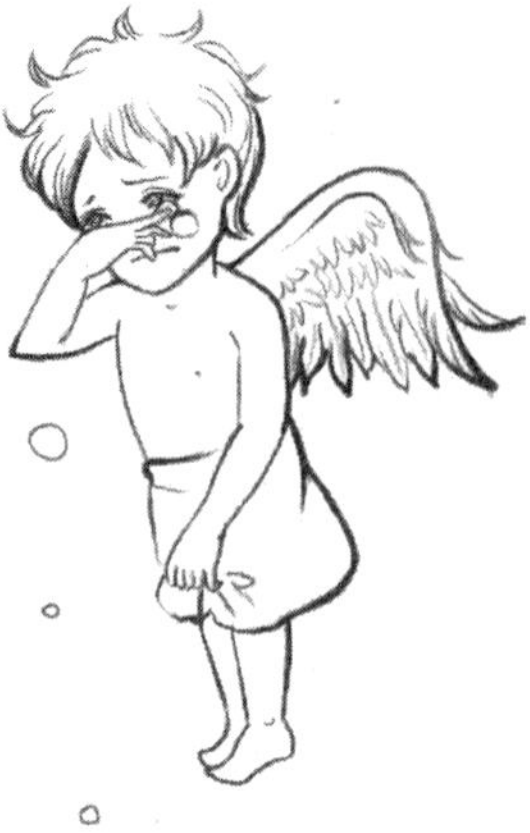

そして母親とのコードは、子どもが成長した後も影響を与えます。母親との関係は女性に対しての原型となり、父親との関係は男性との関係の原型になります。

チャクラの左側から出るコードはつねに女性と結びつき、右側から出るコードは男性と結びつくと述べています。このことは、例えば母親が苦手であると、子どもは成長してからも母親との関係のようなパターンを女性の友達や女性の先輩などと繰り返しやすく、女性との付き合いが苦手だったりするでしょう。

＊各チャクラと身体との関連部位、対応する色と音、各関連臓器の表

チャクラ	位置	色と音	臓器
第1（ルート）	背骨の一番下	赤、ド	生殖器系
第2（セイクラル）	下腹部、脾臓	オレンジ、レ	太陽神経叢、腎臓
第3（ソーラー）	上腹部、みぞおち	黄、ミ	膵臓、消化器
第4（ハート）	胸の真ん中	緑（ピンク）、ファ	心臓、呼吸気管
第5（スロート）	喉	青、ソ	喉、甲状腺
第6（ブラウ）	眉間、額	藍、ラ	自律神経節
第7（クラウン）	頭頂	紫、シ	中枢神経系

＊各チャクラがバランスを崩すとなりやすい障害、対応するアロマテラピーのエッセンシャルオイル

チャクラ	内的側面	病気、障害	エッセンシャルオイル
第1	グラウンディング、生命力	鬱	パチュリ、 フランキンセンス
第2	柔軟性、創造性、 セクシャリティ	性障害、 月経不順	ジャスミン、 サンダルウッド
第3	繁栄、意志、 パーソナルパワー	胃潰瘍、 消化器系	イランイラン、 ジュニパー
第4	愛（自己愛、他者への愛）	心臓病、呼吸器	ベルガモット、 ローズ
第5	コミュニケーション、 自己表現	甲状腺	カモミール、 ミルラ
第6	透視能力、視覚化	頭痛、視覚	ローズ、 ゼラニュウム
第7	チャネリング、 ヒーリング	精神病	ラベンダー、 ローズウッド

8　7つのチャクラ

♡第1チャクラ（ベース）

大地との結びつき、グラウンディング、センターリング、安定に関係しています。

この部分の不調和は魂が肉体に入るのをためらったり、幼い頃に身の危険を感じた場合などは、物質界に生きて活動する力が弱くなります。

♡第2チャクラ（仙骨）

セクシャリティとの結びつき、社会的関係性に関係しています。性的な関係を結ぶと第2チャクラにエネルギーコードができます。恋が終わった後や共依存の関係性の場合は、このコードはエネルギーレベルでの浄化が必要です。仲が良くてもこのコードを時々浄化することは大切です。

この部分の不調和はセクシャリティについて何らかの問題が出ます。

♡第3チャクラ（太陽神経叢）

自己への信頼と他人のケアーに関係しています。この部分の不調和は人間関係での未解決の問題と関係しています。その場合は、ここにダメージを与えます。

過保護な親に育てられると子どもは親とのエネルギーコードを切り、自分の中にしまってしまい

＊各チャクラと各チャクラが発達する時期と関連するエネルギー体、関連する感覚

チャクラ	発達時期	ボディ	感覚
第１	３～５歳	物質的身体（肉体）	嗅覚
第２	３～８歳	エーテル体	味覚
第３	８～12歳	アストラル体	視覚
第４	12～16歳	メンタル体	触覚
第５	16～21歳	コーザル体	聴覚
第６	21～26歳	コズミック体	直感
第７	26歳～死の間際	ニルヴァーナ体	霊感

ます。これによって子どもは、大人になっても、他人との結びつきも困難に感じるようになります。そして、両親は自分を理解してくれなかったと感じてしまいます。

批判に対して敏感に反応してしまうようになります。

♡第４チャクラ（ハート）

愛に関係します。未解決な問題、条件つきの愛情、男女間の恋の問題はここにダメージを与えます。この部分は免疫系とも深く関係しています。

♡第５チャクラ（喉）

コミュニケーション、自己の真実を語ることや自己表現、創造性に関係します。

両親が子どもの責任を取らなかったような場合や、子ども時代の過酷な経験はここにダメージを与えます。人間関係で自分の本当の気持ちを話せなく、他人との繋がりが深いものでなくなるなどの問題が出ます。

♡**第6チャクラ（サードアイ）**
直感力、無条件の愛、人を美しい光と愛の存在と認める、叡智にアクセスする、他人にオープンになるなどに関係しています。

【各チャクラの位置】

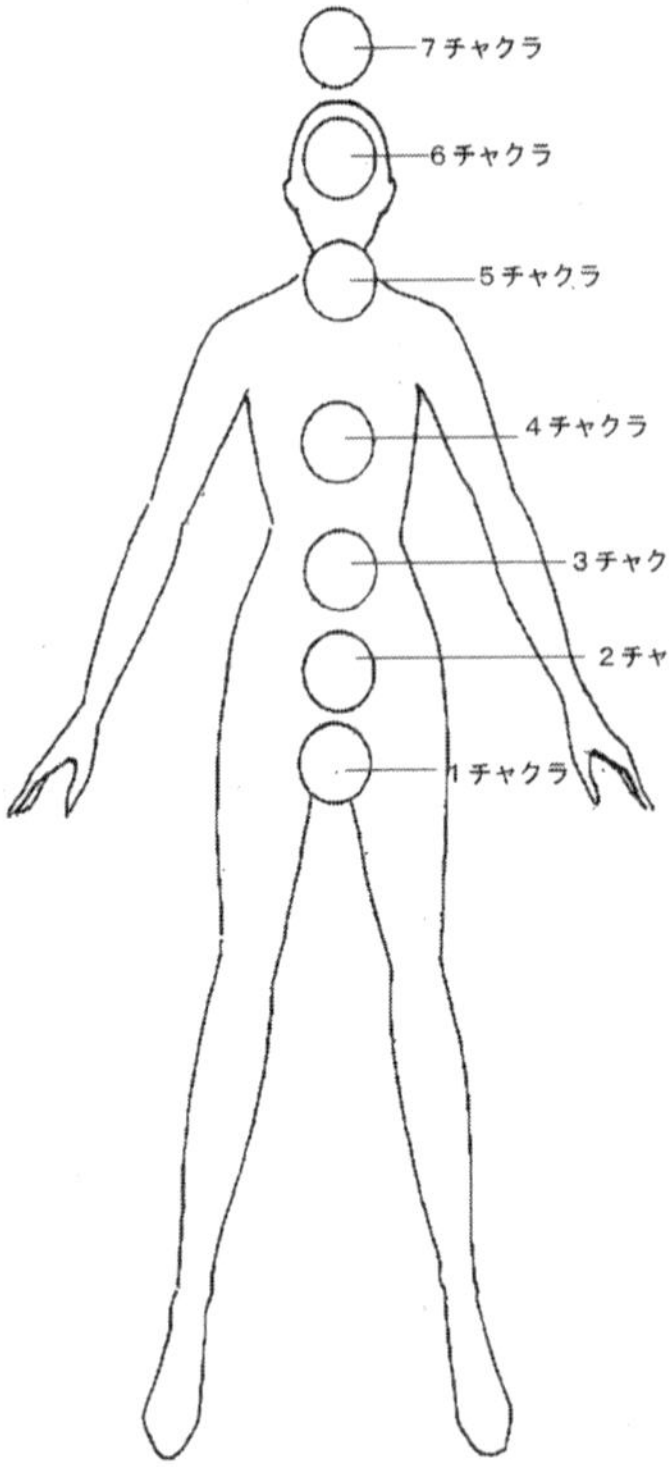

♡**第7チャクラ（クラウン）**
神、宇宙、物質世界とスピリチャルな世界を結びます。
天使の輪として描かれているようなエネルギーです。
自分のハイヤーセルフに対してオープンになることなどが関係します。

9　自然霊（エレメンタルガイスト）

♡自然霊は

アストラル界の自然霊はルネッサンス初期の医師・錬金術師のパラケルスス氏や人智学（アントロポゾフィー）の創始者ルドルフ・シュタイナー氏によると、土、水、火、風の四代元素を四精霊として次のように言っています。

(1)　土の精はノーム、（グノーム、コーボルト）
(2)　水の精はニンフ、（ウンディーネ）
(3)　風の精はシルフ、（ジルフ）
(4)　火の精はサラマンダー

自然霊は、タバコ、アルコール、肉などの臭気、ネガティブな感情（怒り、情欲など）を好みません。これと反対の素質を持つ人、毒性のない洗剤を使ったり、リサイクルをしたり、植物や動物を愛する人に好意を感じます。そして自然霊のほとんどが音楽がとても好きです。

音楽の演奏されている家の中に入り込み楽しむようです。また自然霊と繋がるにはポール・ホーケン氏は「フインドホーンの魔法」の著書の中でロック・クロンビー氏という人物が自然霊が見えるようになり、彼らと話をしました。そして彼らの見ている世界を自分も体験させてもらったと述べています。妖精達が花の周りで働いている姿をみたそうです。

またウィリアム・ブルーム氏は、『精霊』の著書の中で「癒しの精霊達と繋がるのにいちばんいい方法はフラワーエッセンスとホメオパシーです。植物のデーヴァの青写真には特定な波動とトーンがあり、ある植物は人の悲しみの感情に働きかけるのに適していたりします。それには特定の回転があり、その音楽的な働きによって悩みをなくし、新しい流れと良い波動に変えていきます。

肉体は植物の科学的な恩恵も受けますが、植物の精霊や青写真にも作用されます。フラワーエッセンスやホメオパシーが効く理由はここにあります。

エッセンスやレメディはまだ植物や鉱物の青写真を含有しているのです。エッセンスのレメディーのエネルギー構造には精霊の本質が保持されています」と述べています。

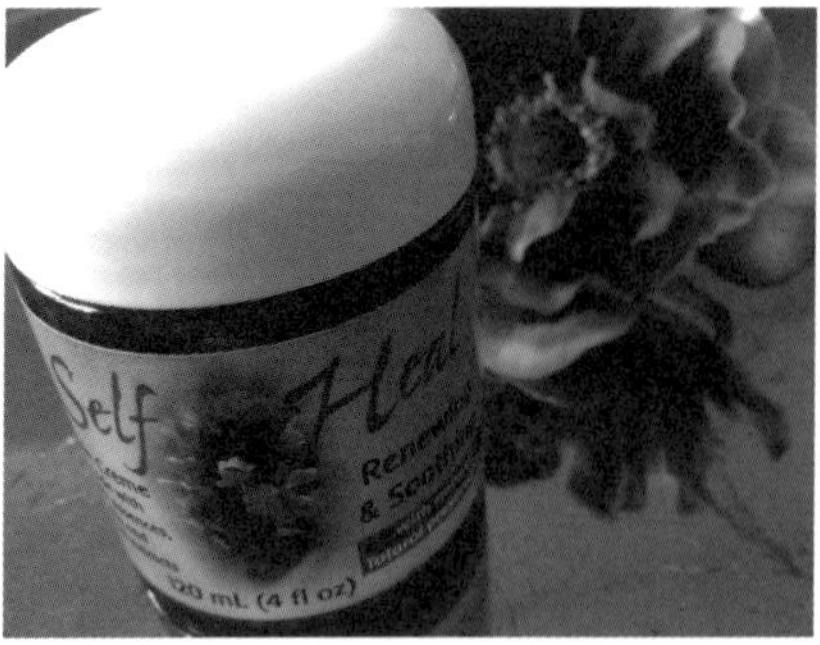

ＦＥＳフラワーエッセンス。万能クリーム。

♡植物の精霊達がもつ癒しの波動の効果

また、ウィリアム・ブルーム氏は「フラワーエッセンスもホメオパシーも同じで、エッセンスを飲むときに私達は植物の精霊の持つエネルギーの青写真を体内に取り入れ、それがハーモニックスを通してその他のエレメンタル（四精霊）や天使達に繋がっているのです。

私達は健康的な肉体に関連する精霊達の領域全体を自分の体内に持ち込んでいるのです。この繋がりは私達のエネルギー体に新しい波動を起こします。これが植物の精霊達がもつ癒しの波動の効果といわれています」とまとめています。

妖精は、あなたがもっと健康になり、幸福で実りある人生を送れるよう手助けしたいといつでも心から望んでいます。自然霊はファンタジーの世界では擬人化されて表されることが多いです。

♡土の精ノーム

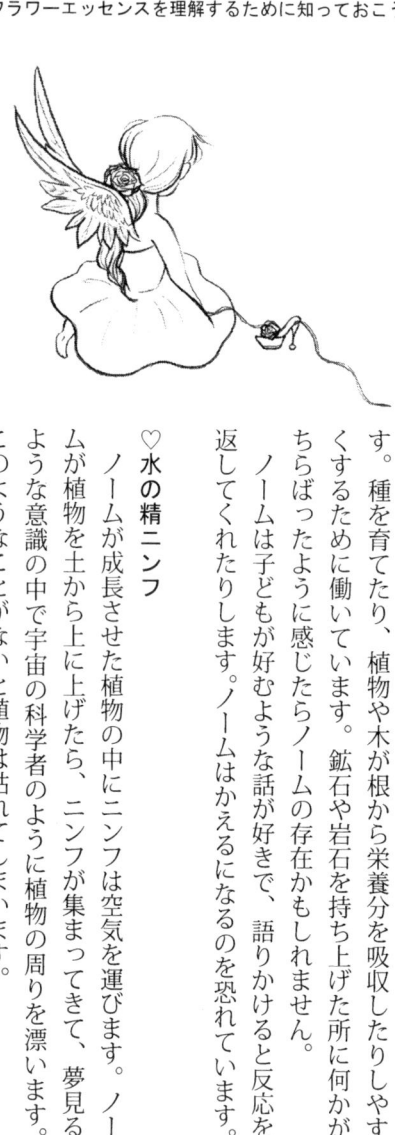

ノームが大地と根の間を仲介することで植物の根が発生します。種を育てたり、植物や木が根から栄養分を吸収したりしやすくするために働いています。鉱石や岩石を持ち上げた所に何かがちらばったように感じたらノームの存在かもしれません。

ノームは子どもが好むような話が好きで、語りかけると反応を返してくれたりします。ノームはかえるになるのを恐れています。

♡水の精ニンフ

ノームが成長させた植物の中にニンフは空気を運びます。ノームが植物を土から上に上げたら、ニンフが集まってきて、夢見るような意識の中で宇宙の科学者のように植物の周りを漂います。

このようなことがないと植物は枯れてしまいます。

ニンフは宇宙の科学者と呼ばれています。岩と植物が接していて水があるようなところにいます。滝、湖、さざ波、水しぶき、ひとしずくのしずくの中に水の精を見ることができます。光を運びます。例えば、ニンフはピンク色のバラの花の中に入り込めば、ピンク色を体感することができます。そして、魚の姿になるのを怖れて、水の表面にいます。

♡風の精シルフ

鳥に鳴き方を教えるのはシルフの仕事です。カモメの背中にも見ることができます。シルフは鳥のいない空気の中を飛ぶと自分を見失ったかのように感じます。シルフは飛ぶ鳥の中に自我を見いだします。シルフは鳥になることを止められています。シルフが鳥とは違う点は、愛の中で植物に光をもたらし、植物に光を運ぶ存在という点です。

♡火の精サラマンダー

花とミツバチの接触でエーテルオーラが発生してそれにサラマンダーがよってきます。そして、太陽熱でおしべをめしべのところに持っていきます。また花が枯れ始めたら男性的エネルギーを根にもっていき、ノームに渡します。

女性的なエネルギーの土の中で次の生命を育みます。植物にとって天空は父、大地は母です。サラマンダーは昆虫の後を追うのが好きです。羊飼いと羊のいるようなところにも現れ羊飼いに知恵を与えます。

⑪女の子の悩みベスト6

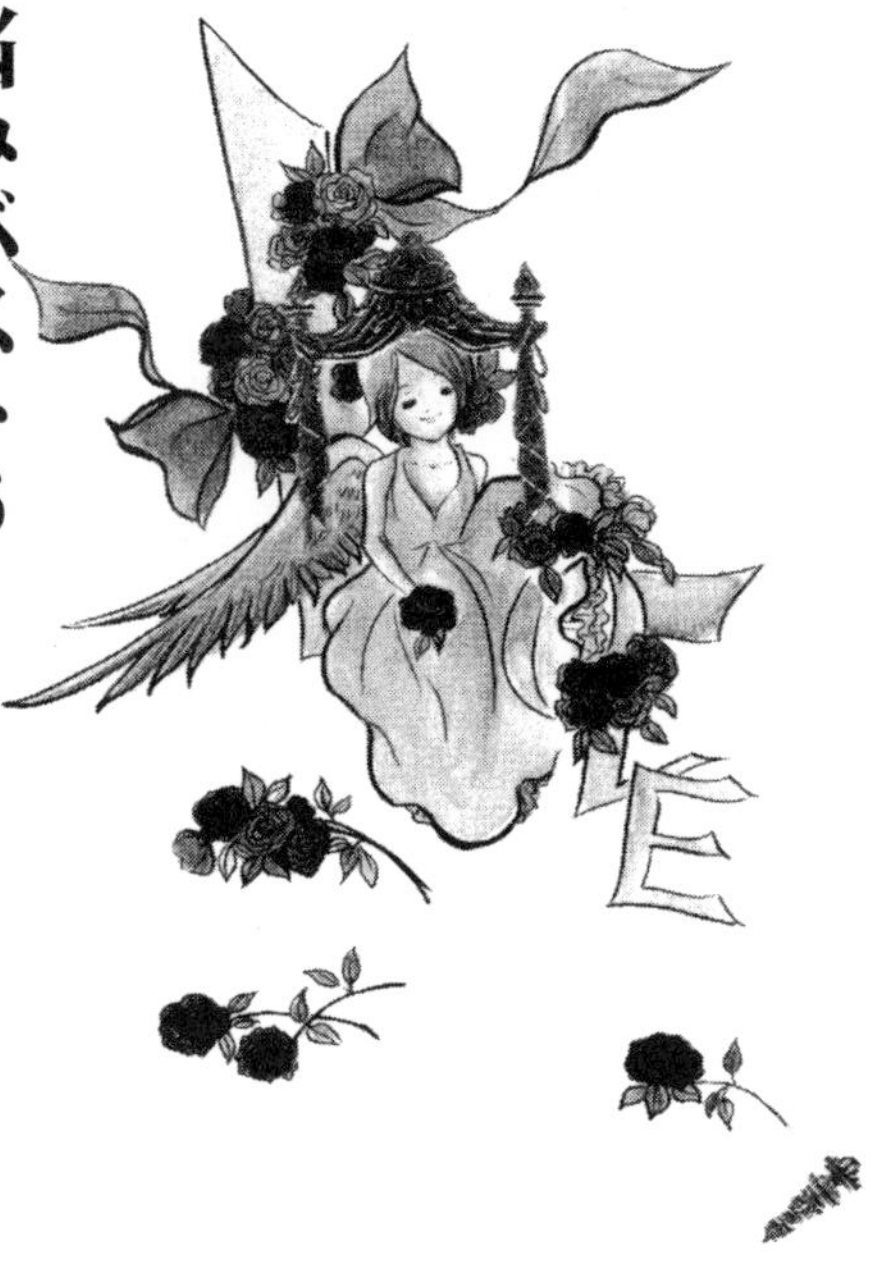

1　失恋から立ち直るためにエネルギーコードを切る

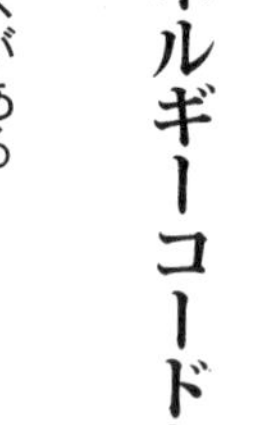

♡他人とのエネルギーコードを切るエッセンスがある

エッセンスの中で他人とのエネルギーコードを切るものがあります。仲が良い関係性ではエネルギーコードが繋がり、また肉体的関係性を持つと太陽神経叢からエネルギーコードが繋がります。そして、このコードはエネルギーの法則でエネルギーのある方からない方へ流れます。

元彼のことを長い間なかなか忘れられない人には、このエッセンスを飲むことをお勧めします。しかし時々、元彼のことを忘れたくてカウンセリングに来たのに、このエッセンスをお勧めすると、「彼のことを忘れたくないから、やっぱり飲みたくないです」という方がいます。それは尊重すべきことなのでそのようにします（ブッシュフラワーエッセンスのエンジェルソード）。

ただ、勘違いしていただきたくないのが、２人の楽しい思い出を忘れるわけではないこと。随分前の恋愛でのトラウマでも、まだ、そのことを考えると、心が痛むなど、心当たりのある方は、失恋の痛みを癒すエッセンと一緒に、このエッセンスも飲んでみてください。

自分から別れを切り出したのに元彼のことが忘れられず、自分の選択に罪悪感を覚えていたクライアントさんに失恋を癒す、罪悪感を癒すエッセンスを飲んでもらいました。１回目飲んでいただいたときは、夢に前の彼が出て来るし、更に悲しくなるし、エッセンスの効果を感じられないということでした。

しかし、私から見ると明らかにエッセンスの効果を感じたので、次はエネルギーコードを切るエッセンスも飲んでもらうことにしました。エッセンスを飲んでよくあるのは夢でその人を想い悲しくて泣いたり、その人を思いっきり殴ったりする夢を見ることです。そして彼女はしばらくして、「夢に元彼が出て来たけれど朝、目覚めときに今までのような苦しい気持ちがなくなりました」と報告くださいました。

♡しっかり前の恋が終わらないと、新しい次の恋が始まらない

彼女は何年もこの彼のことを忘れることができず、罪悪感と元彼への想いを抱えていました。エッセンスを飲んでいると、終わった恋を忘れていくのに、このような経過を辿っていく方が多いです。そして、元彼との関係を上手に思い出に変えられることができます。そして新しい交際相手を信頼すること、自分自身を信頼できるようになっていきます。そして、またあのときのように失敗するのではいかという不安もなくなり、新しい気持ちで恋が始められるでしょう。

クライアントさんで恋愛のトラウマを抱えていて、なかなか次の恋ができない方がいました。エッセンスを飲み始めたら、とにかく、元彼のことを思い出してたくさん涙がでたそうです。「たくさん泣いて、その後から心から恋をしようと思えるようになりました」と報告してくれました。その後、元彼とばったり出会ったそうです。そして少し立ち話をして別れたそうですが、そのときにもうこの恋は終わったと感じたそうです。それから、新しい方とお付き合いが始まりました。

しっかり前の恋が終わらないと、新しい次の恋が始まらないということですね。

2　イライラしてしまう

♡イライラで自分は何に怒り、何を求めているかをみてください

エッセンスを飲み始めると、イライラしてしょうがないとよく聞きます。他人からみて、物わかりがよかったり、包容力があったり、親切だったりといい人といわれているような方が特に最初の頃によく感じることが多いように思います。

いい人達は特にこの感情に困るようです。普段は、我慢したり、相手を尊重していたりできていたのですが、エッセンスを飲み始めると、実は我慢していただけだったり、怒っていた感情に気づき怒りが出てきます。

この感情こそが、心に眠っていたほんとの感情です。エッセンスを飲むと心の中にある感情にフタをしていても扉が開いてしまいます。これはとても良いことです。本来の自分に戻って行くプロセスです。

例えば、いい人と言われている人も実は怒りっぽいのかもしれませんが、父親がいつも家で怒鳴りちらしている人だった場合、怒りに対してあんなふうに怒ることはみっともない、一番イヤだなと思っていました。「怒りをあらわにする父親に対して尊敬もできなかった。だから父親と同じようになりたくない」と思っていて、長い間に怒りを我慢することのほうがいいと学んだ場合もあるでしょう。

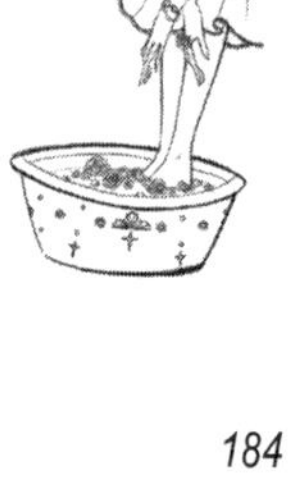

また、自分の意見を言うよりは相手に合わせてしまうほうが楽と考えている場合などがあるでしょう。また、いつも怒る父親が恐くて家族の誰もが反抗もできない家庭で育っていると、自分が父親を怒らせることをしたのではないかといつもびくびくしたり、怒る人をみると恐くなって、父親の怒りが静まるまでひたすら我慢していたのかもしれません。

このような場合も随分昔のことですが、この頃の不条理な怒りを持っている場合もあります。そして、幼い頃に相手に合わせていれば、安全だと学んだことによって、大人になっても他人との付き合いで普段は我慢することが多くなっていないでしょうか。

この場合、これからは、自分の意見も尊重してくれる友人関係をつくっていく必要があります。そして勇気を持って自分がイヤだと思ったときに、「私はそんなことをされるのはイヤです」と言ったり、そんなふうにされる仲間から離れていく選択もできます。

自分が望む仲間を自分が選択をできると思えることが大切です。いつも相手側から自分が選ばれるばかりでなく、友人になりたい人に近づくこともできるのです。

家族関係が今の自分に何らかの妨げになっていると感じたら、勇気を持って一人暮らしを始めるのもいいでしょう。そうすると、実は自分は両親から愛されていたことに気づくことになるかもしれません。また、両親の気持ちも理解できるようになるかもしれません。

このように自由な選択から、お互いを尊重していける家族関係やもっと楽しい友人関係を創造できるようになるでしょう。

このイライラで自分は何に怒り、何を求めているかをみてください。そして、昔からのトラウマが関係していないかもみてください。怒っていないと思っていても実は日々、私達は小さな怒りを感じて、そして流していっているものです。

例えば、疲れていて座りたいなと思っていたときに、列に並んでいたのに後ろから追い抜かされ、その人が椅子に座った。テレビを見ていたら突然見たくない映像が出てきた。しかし、どちらも自分が対策をすることができます。

電車の時間を少し変えたり、テレビは必要以上に見ない選択もできます。そしてイライラもフォーカスしすぎず、イライラすることを選択しないこともできるのです。

♡今までのイライラした感情を手放すことが大切

まず、これ以上怒りの感情を複雑にしないために、今までのイライラした感情を手放すことが大切になってきます。

例えば、家族、友人で許せない人はいますか。最近、デパートの店員さんで、あなたをイライラさせた人はいませんか。その人達を浮かべてみてください。その人達のどんな言葉があなたをイライラさせましたか。そして、その人にどうして欲しかったのでしょうか。

また、友人に自分の恋人が浮気をしたと話したら「そんな人と付き合ってるあなたもおかしい。私ならそんな人は選ばない」と言われました。あなたは、友人に対して怒りが湧いてきました。

では、あなたはその友人に何と言って欲しかったのでしょうか。ただ慰めてほしかっただけなのでしょうか。それとも、聞いて欲しかっただけですか。

それならば、これからは友人に最初に「意見はいらないからただ聞いて」と言えばよいのです。友人は話を聞いたときに自由に自分の意見を言ってもよいはずです。それを今は受け止められないなら、しっかり自分も友人に意見をいいましょう。

友人にはどうして欲しかったのでしょうか。何も言わないで抱きしめてもらえばよかったですか。そうであれば、これは自分が他人に求めるのではなく、自分がこれからそれを他人にしてあげてください。相手に求めるときは「こうしてください」とリクエストしてください。

これからは、自分が期待したことを相手がするか、しないかで怒るのではなく、自分が選択できることを知ってください。怒りが収まらず、その友人としばらく時間を取ったほうがよいのであればそうしてください。ただ、外に自分をイライラさせる原因があると思っていたら、さらなる自分磨きもできません。

イライラは求めていることと違った反応が返ってくるときに感じます。まず自分が他人にも自分の意見を言えたり、自分の怒りを表現することに対してネガティブな印象ばかり持っていないかもみてください。

また、イライラする場合、他人の影響を受けている場合もあります。周りにイライラ、怒ってばかりの人がいないかもチエックしてください。

東京などのラッシュ時の満員電車は当たり前ですが、このような通勤を続けているとイライラして電車に乗れないという方もいます。イライラしている波動を感じ取っていることも考えられます。そのような場合は、自分を守るエッセンスも有効です（FESフラワーエッセンスのヤロー）。

♡イライラが強いときは変化するときがきたと受け止める

また、いろんな人に対してどう対応して欲しかったですか。そこをみると、自分が求めていることが見えてくるでしょう。

実は「自分の生き方を認めて欲しかった」「優しい言葉が欲しかった」では「この求めていたことに対して、してくれなかった人は誰か」と聞かれて思い浮かぶ人がいますか。考えず、すぐ直感で答えてください。

その浮かんだ人とは、未完成の課題があると考えられます。それを解決していくことも大切です。

イライラが強いときは変化するときが来たと受け止め、変化していくことを怖がらないでください。

ただ、周囲に当たりちらしてばかりになってしまうと多少の問題も生じてきます。

また、素早く物事を判断、行動できる人は、動作の遅い人をみているとイライラしたりします。このような人はスピードだけの基準ではなく、まず受容を学ぶことも必要となってきます。

またいつも、仕事の締め切りに追われてストレスがかかりイライラしている人はこれからの自分の生き方を見直すことや、ストレス解消法など具体的な対策も必要でしょう。

ストレスを感じると甘い物が欲しくなります。血糖値の上昇が激しい白糖入りの物を取るのではなく、緩やかに上昇するフルーツなどを取り感情の起伏を激しくさせないことも大切でしょう。

食事の影響でイライラすることも考えられます。

3　いつも不安感が強く、心配をしてしまう

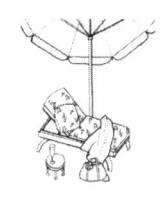

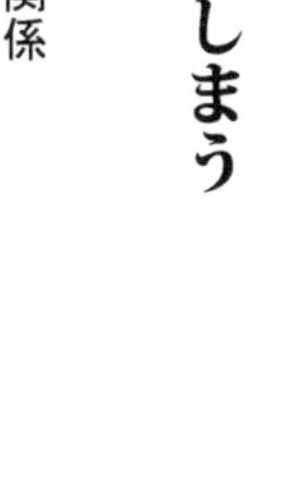

♡不安感が強いのは子どもの頃の両親との関わりが関係

不安といっても意味もわからず不安になってしまう場合と、原因がわかっていて不安になる場合があります。どちらの場合も少し違った角度からみてみましょう。

母親が自分を産むときに出産が困難でなかったでしょうか。へその緒が絡まって死にかけて産まれてきませんでしたか。早産ではなかったですか。妊娠時も、生まれてからも両親が喧嘩ばかりしていませんでしたか。また子どもを産むのをためらったりしていないでしょうか。未熟児で生まれてすぐ保育室に入れられて母親と離れていませんでしたか。母乳でなく粉ミルクで育ってはいませんか。自分は女の子なのに母親が男の子を欲しいと強く望んでいませんでしたか。こうしたことを母親に確認してみましょう。

バーストラウマというものがあります。胎児期、出産、出産後にお母さんが持った感情を赤ちゃんも感じてしまい、自分は望まれない、必要ない、女の子でなければ愛されないなどネガティブな感情が大人になっても残ってしまう場合があると考えられています。

わけもわからず、すぐ不安になる場合もこのようなことが関係していることがあります。そして、不安感が強い場合、子どもの頃の両親との関わりが大きく関係します。この場合、ほとんどがこのときの気持ちを埋め合わそうとする人を見つけるでしょう。多くの人が恋人関係で、それを癒して

くれる人を求めます。

不安感が強いと何かをしょうとしても自分の可能性が有限と思っているので、ある制限の中でしか楽しめません。不安に思っていることは、たいていは、まだ起きてもいないことであったり、誰かがこういうかもしれないという妄想でしかありません。また過去に起きた失敗を頭の中で繰り返しているだけでしょう。

♡誰もが何かをするときに多少の恐れを感じる

誰もが何かをするときに多少の恐れを感じます。この恐れは自分だけが感じているわけではないのです。例えば、自信満々にしか見えない人が実は講演をするのに何度も練習していたりします。この不安感を感じたら次のステップに自分は向かっているのだと認識してください。また、講演するのに失敗したらどうしょうと思っていないかもチェックしてください。その時点で未来が「失敗する」と設定されています。もう一度自分が伸び伸びと講演しているイメージをしてください。

また予知の力を持っているために不安感が強い人もいます。地震の前に不安感が強くなる人達もいます。そのような状況が起こった後は不安感がぴたりと止むでしょう。ただこのような人達は神経質になりがちなので、日常生活を気軽に過ごすことなどのバランスを取っておくのが大切です。

またメディアの影響を強く受ける人はネガティブなニュースや新聞は見ないほうが、心穏やかに過ごせるならそうしましょう。このような人は瞑想を生活の中に取り入れて、時々自分自身に戻ることや、明るい話題や友人が助けになったりするでしょう。

4　等身大の自分を愛する

♡周りの評価やうわさに気をとられないでください

今の自分が好きではないという方が非常に多いです。自分はきれいでない、自分は失敗をしてばかり、自分は恋人もいないし、結婚もしていないなどなど、自分自身を好きでない理由はほんとにたくさん聞きます。

しかし、今の自分は変化のプロセスの途中にいるので、今のところはこの程度でもいいと思えることが大切です。そのときにした自分の決断や行動は後から振り返れば、後悔も反省すべき点もたくさんあったことに気づくかもしれませんが、その時点では最高の選択であるはずです。誰もが、そうしたいと思ったから行動します。後からでは、どうだって考えられるものです。

また、経験をしていない周りの人は失敗したあなたをみて、「やっぱりあなたはダメね」と言ったかもしれません。しかし、あなたは最高の体験をしました。失敗はある基準からしたらネガティブなことに思えますが、ある角度からしたら、勇気を持てたことはとても誇らしいことです。何も体験しなかったよりずっと多くの気づきや、やり方を学ぶでしょう。その経験をして等身大の自分を愛していけるのです。

周りの評価や噂に気を取られないでください。自分の評価はいつも自分だけがしてください。人から褒められることだけや評価されることだけを、何かをするときの基準にしないでください。

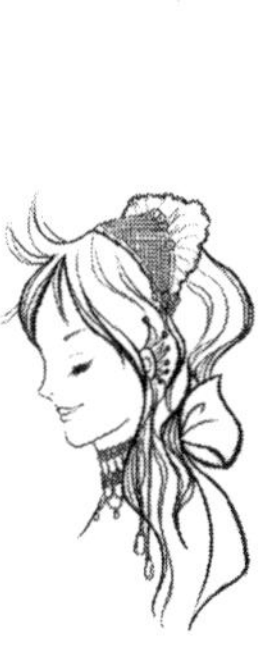

♡過去・今・未来の私も一番最高の私です

人の評価などはとても移ろいやすく、それに流されてしまうと自分の本質からはずれた選択、行動になってくるでしょう。これは自分の人生を他人に任せてしまうことになります。褒められれば大喜び、けなされれば必要以上に落ち込むことになるでしょう。自分がよくやったと思ったらそれでいいのです。

どんなときも今のところはこれぐらいだけど、いつかはこうなりたい。または、なっている自分を信じましょう。

必要以上の見栄を張り、嘘をついてみたり、ばれないようにすることは非常にエネルギーを使います。他人からすごい人とか、優しい人とか期待に答え続ける行動はときに負担になります。時にはすごい人でない自分もいます。時にはイライラして優しくない自分もいます。それもよしとするぐらいでいてください。必要以上に背伸びをしてみたり、卑下しないでください。

過去の私も一番最高の私です。そして、今も、これからの私も一番最高の私です。いつもどんなときも私達はそのときが最高の私です。それ以下であることはありません。そして矛盾するようですが、過去の私は未完成の私でもあり最高の私に変化してきました。

そして今の私は未完成で最高の私に向けて変化しています。そして未来の私も未完成で最高の私に向けて変化しているでしょう。

ですから自分はいつも最高の自分で、未完成です。挑戦すること、体験することがとても大切になります。怖がってこの経験をしないほうがとても貴重な体験をできず残念なことです。

5　他人が信じられない

♡他人の痛みも自分の痛みになることを知っている

自分の周りの人達が信じられなくて、心が開けません。自分を裏切るのではないかと思います。

このような場合、実は自分が過去に他人を裏切ったことはないでしょうか。そのことから、他の人もそんなふうに裏切るのではないか、信じられなくなっていないでしょうか。

よくあるのが自分の向き合いたくないことを他人に投影して自分の中にあると気づかないように他人の中に見いだすことです。自分に向き合うより、他人のせいにしておくほうが楽です。このようなことは程度の差はあれ、気をつけていないと誰もが陥りやすくなります。

また過去に人に裏切られたりしたことが関係をしている場合もあるでしょう。このような場合はこれから出会う人に偏見を持ったりすることなく構えた付き合いをしないためにも、過去のその相手を許すことのほうがこれからの自分にはもっと必要なことかもしれません。疑い深かったり、他人が信じられないことが根底にあると、淋しさや、怒り、孤独感に襲われたりすることも出てくるでしょう。他人の悪い点ばかり見ていくと毎日が楽しい気持ちになれないでしょう。

自分が楽しくなる選択をするのに許すことのほうが良いことだらけではないでしょうか。自分への愛が足りていないような状態を選択しないこともできます。また、自分自身へ愛がたくさんあげられていたら、他人を信じないようなことも減ってくるでしょう。私達は他人の痛みも自分の痛み

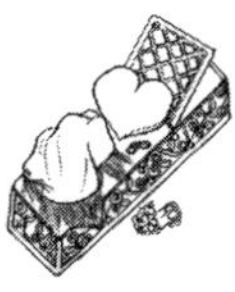

となることを本質的には知っています。

♡信じられなくなったきっかけや、過去の他人との関係でトラウマがなかった

他人を信じられないということは実は自分自身も信じる力が弱いものです。誰かが病気になったときに、病気になってかわいそう、命は何年持つのだろう、最悪はどうなるのだろうと思うより、その人なら病気から気づきを得て治るに違いないと信じているのではどうでしょうか。

このようなことが自分の身に降り掛かったらきっと同じ反応をするでしょう。病気になった人の未来を悲観的にみる人が自分が病気になったときだけ未来を楽観的に見ることはできないでしょう。他人の治癒力を信じることができなければ、自分も心から治ると思えないでしょう。他人に対して思う感情は、実は深い部分では自分自身を見ているときに思うこととほぼ同じでしょう。

他人を信じられないのなら、自分自身が信じられなくなったきっかけや、過去の他人との関係でトラウマがなかったかみていくことが大事でしょう。例えば、騙そうとする人がいても、相手が心変わりをするぐらいの愛が自分に満ちあふれていたら相手も変わるかもしれません。

他人との関係で傷つくことを怖れるより、愛の選択をしてみましょう。傷つくことばかりに捕われなくなったその時点でそのようなことは起こらなくなるでしょう。自分の悪い予想は、あなた自身が他人を信頼するときまでチャレンジのように訪れるでしょう。

他人が信じられなくなったら、相手の良い点をみるのが不得意になっていて批判的になっているかもしれません。それは結局自分の良い点も見いだせずにいることです。

６　怒らずに自分の気持ちを伝えたい

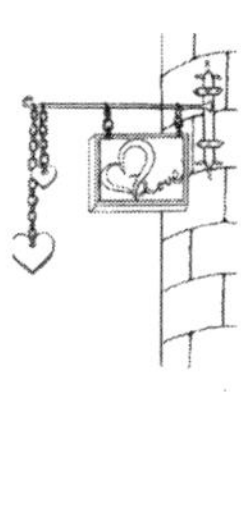

♡極度な怒りには破壊のエネルギーがある

怒る場合は、何か相手に期待していたり、何か求めていることも多いものです。それが相手に伝わらなくて、相手から戻って来るものがなくて怒っている場合があります。

それは、相手からの思いやりのある言葉かもしれません。心地よい対応かもしれません。しかし実は、その怒りの元は相手に伝わらないこと、わかってはもらえないこと、相手の思いを感じられない悲しみかもしれません。

怒る前にまず、自分の心の中の思いを素直に伝えることが必要となってきます。自分の気持ちを伝えることはとても大事です。「どうせ伝わらないし、わかってはもらえないし」とよく聞きますが、相手に想いが伝わる、伝わらないは、あまり気にしなくてもいいのです。自分の中に出てきた感情を止めないでください。

直接伝えると混乱してしまう人や感情的になりやすい人は、時間を置いてからメールでも手紙でもいいでしょう。自分が感情的に怒りを出せば、相手からも同じように感情的に返ってきます。怒りは破壊のエネルギーが強く、物事を進めるにあたり中断してしまったり、流れてしまうものです。

愛が創造のエネルギーなら、極度な怒りには破壊のエネルギーがあり、すべてを終わらせてしまう力があるでしょう。

♡自分の感情に責任を持ち怒りの元の感情に向き合うことでしか、怒りは解消されない

感情的になったら、別の機会を持つことにして冷静に、また話がしたい、当たられる側も、怒りに巻き込まれない選択もでき、またの機会に冷静に話し合いましょうと伝えましょう。

冷静になれば、何らかの思い違いに気づいたり、相手立場に立って考えたり理解できるものです。少し相手の立場になって考えることができる時間も必要でしょう。

また、自分が合っている、あなたは問違っているということばかりやっていると、上手くいきません。「私は合っている。あなたが間違っている」のでなく、お互いの妥協点をみつけましょう。

喧嘩になってしまうときは、自分も相手の怒りに飲み込まれてしまい、同じように感情に流されてしまっています。これではお互いに言い過ぎたり、取り返しのつかないことになったりします。

怒りは腰痛の要因になることもあります。怒ると、体は細胞レベルで損傷が起こります。怒りは自分で自分を傷つけてしまいます。美容面からみても、お肌が荒れてしまったりしていいことはありま

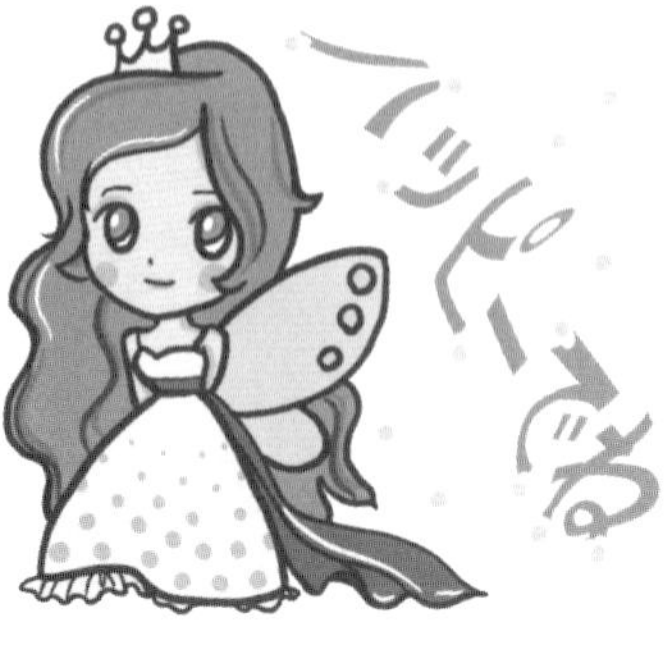

せん。愛は反対で、リラックスして体も緩みます。自然治癒力が上がります。ナチュラルキラー細胞が増えます。体や心に何か悪い点があれば修復する力が強くなります。

何か体に悪い所があれば、怒っていたら治りにくくもあるのです。カウンセリングをしていて、「もう怒ってはないけど、あの人のことは無視しています」という方がいますが、これもれっきとした怒りです。

怒りの感情に振り回され始めると、Ｈａｐｐｙな気持ちからどんどん離れてしまいます。

私達は怒りに捕われることなく、そこから自由になる選択ができるのです。

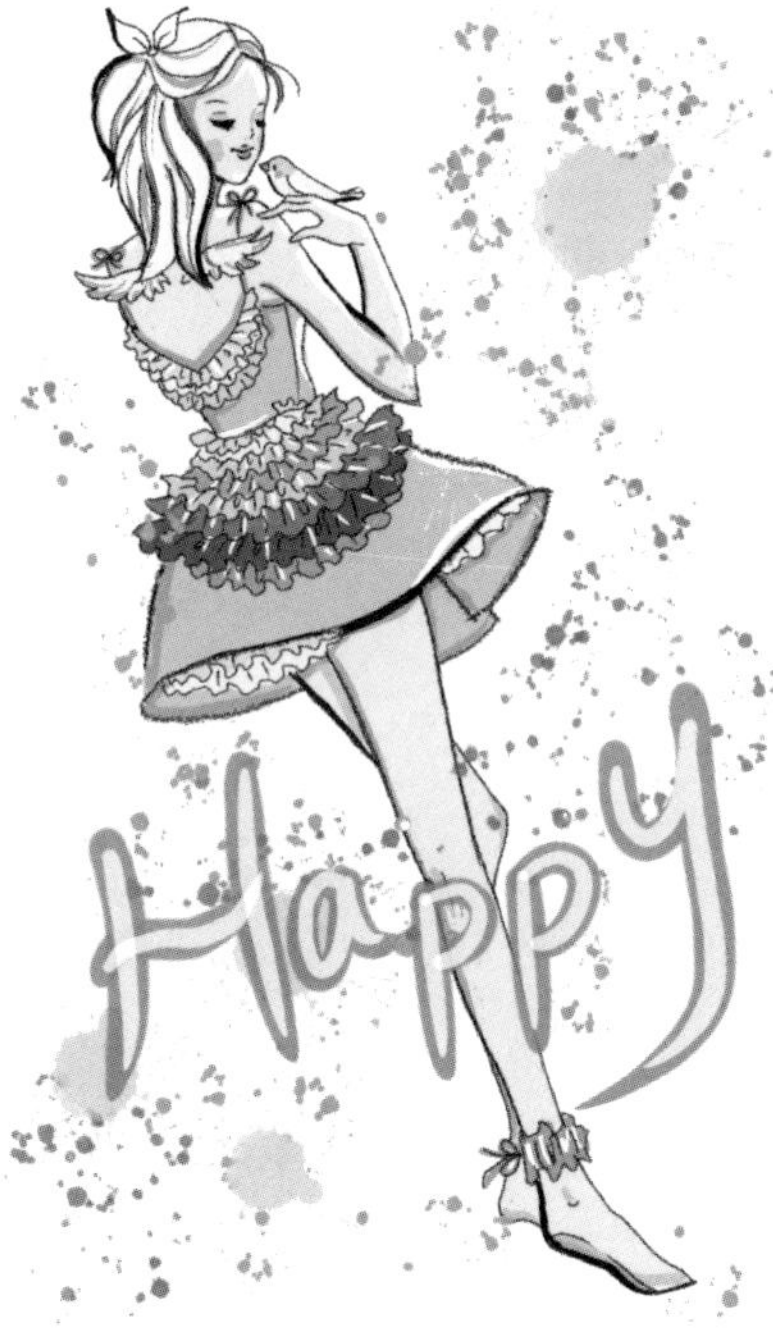

参考／エッセンス

（注）波動が高い物なので必ずテストしてから使ってください。
LTOE はストックボトル（原液）から飲んでください。トリートメントボトルをつくって飲むことは勧めていません。
タイトルの次にある数字は頁数です。

③章／フラワーエッセンスについてよく聞かれる質問

♡副作用はないのか・44
＊イライラする　バッチフラワーエッセンス【インパチェンス】
＊人生を諦めない　バッチフラワーエッセンス【ワイルドローズ】

♡子どもにフラワーエッセンスは効果があるか・47
＊子ども達の万能エッセンス　PHI エッセンス【イルカ】
＊免疫力を上げる　PHI エッセンス【K9】
下記の６点は、子ども達のエッセンス、大人が飲んでもいいです。
＊守られているという安心感　フローラコロナ【赤ちゃんのブランケット】
＊恥ずかしがりや　フローラコロナ【恥ずかしがりやさん】
＊緊張、リラックスする　フローラコロナ【ベルベットのうさぎ】
＊万能の幸せ、笑う　フローラコロナ【祝福】
＊友達がいない恐怖、孤独　フローラコロナ【なかよし】
＊怒りっぽく、不幸せ、愛されていないと思う　フローラコロナ【おこりんぼさん】

♡ペットにフラワーエッセンスは効くのか・49
＊落ち着きない、ぴりぴりしている　パシフィックエッセンス【カーミング】
＊旅行で離れるとき
FES フラワーエッセンス【アニマル･リリーフ･フォーミュラ】
＊甘えん坊でべったり離れない　バッチフラワーエッセンス【チコリ】
＊動物のためのスプレー　パシフィックエッセンス 18 本

♡フラワーエッセンスを飲んで通る癒しプロセスは・51
＊同じ悩みを何年も持ち続ける
ブッシュフラワーエッセンス【レッド・グレヴィア】
＊変容と変化
パワーオブフラワーヒーリングエッセンス【ニューライフブレンド】
＊先延ばしにする
オーストラリアンブッシュフラワー【イラワラフレームツリー】
＊他人と比べる　FES フラワーエッセンス【マロー】

④章／フラワーエッセンスを飲む前に・飲んだ後に
♡なかなか問題に向き合うことができない・62
＊今を生きる　パシフィックエッセンス【チックウィード】
＊経験や挑戦をすることを助ける
パシフィックエッセンス【ピンクシーウィード】
＊忙しすぎる、休息のバランスをとる
パシフィックエッセンス【レッドハックルベリー】

♡フラワーエッセンスを飲み始めたら心が不安定になる・64
＊魅了する　DTW フラワーエッセンス【ファシネーション】

♡フラワーエッセンスの効果を感じられない・66
＊心を開く　オーストラリアンブッシュフラワー【ブルーベル】
＊チャレンジする　パシフィックエッセンス【デスカマス】

♡カウンセリング後に気持ちが沈んだまま・69
＊心を乱す考えから守り、進むべき方向がわかる
注:テストしてから使ってください　PHI エッセンス【インスピレーションカクタス】

⑤章／すべての人間関係を改善してＨａｐｐｙになる
♡嫉妬して苦しむ人・嫉妬されて苦しむ人・72
＊嫉妬する　オーストラリアンブッシュフラワー【マウンテンデビル】

♡ごめんなさいと言えなかった・言ってもらえなかった・74
＊他人を許す　オーストラリアンブッシュフラワー【ダガーハキア】

♡それは誰の悩み？・76
＊境界線を保つ　FES フラワーエッセンス【ピンクヤロー】
＊他人を心配し過ぎる　バッチフラワーエッセンス【レッドチェストナット】
＊自己満足で人の世話ばかりする
パシフィックエッセンス【ジュリーフィッシュ】

♡他人と愛を分かち合う・78
＊愛　PHI エッセンス【ローズ】シリーズ
＊分かち合い　FES フラワーエッセンス【スターチッスル】
＊集団意識に惑わされる　DTW フラワーエッセンス【レッドクローバー】
＊命あるものすべてへの共感
ヒマラヤンフラワーエンハンサーズ【エクスタシー】

♡他人をサポートしている人 ·80
＊抑うつ状態　パシフィックエッセンス【ペリウィンクル】
注:テストしてから使ってください　PHI エッセンス【ファンオーキッド】
パシフィックエッセンス【レインボーケルプ】
FES フラワーエッセンス【セントジョンズシールド】
注：エッセンシャルオイルとフラワーエッセンスの入ったマッサージオイルです。飲めません。
＊エネルギーレベルで免疫力を高める　PHI エッセンス【K9】
＊死に対する恐怖　DTW フラワーエッセンス【シンクフォイル】
＊緊急時　バッチフラワーエッセンス【レスキューレメディ】
＊他人のサポート
オーストラリアンブッシュフラワー【アルパインミントブッシュ】

♡他人や環境のせいにする ·82
＊人のせいにする　オーストラリアンブッシュフラワー【サザンクロス】
＊イヤと言える　バッチフラワーエッセンス【セントーリー】

♡両親との関係 ·84
＊父親との関係がよくない
FES フラワーエッセンス【ベィビーブルーアイズ】
＊母親との関係がよくない　FES フラワーエッセンス【マリポサリリー】
＊カルマの問題　オーストラリアンブッシュフラワー【ボアブ】
＊家族の絆を深める　オーストラリアンブッシュフラワー【リレイションシップ】

♡自分のことばかり考えていないか ·86
＊気軽に考える
オーストラリアンブッシュフラワー【リトルフランネルフラワー】
＊自分の気持ちを言葉にできない
オーストラリアンブッシュフラワー【ブッシュフューシャ】

♡他人との関わり方がわからない ·88
＊他人に尽くし過ぎる
オーストラリアンブッシュフラワー【アルパインミントブッシュ】
＊自分のことは二の次にしてしまう
オーストラリアンブッシュフラワー【フィロセカ】

⑥章／愛すべき自分との付き合い方

♡他人の期待にこたえるのではなく自分を表現する ·92

＊期待に応えようとする。人からどう見られるか気になる　LTOE【ジャストミー】
＊ハートを通して言葉を伝える　LTOE【ゴールデンラディアンス】
＊恐怖を感じず真実を伝える　LTOE【メッセンジャーオブザハート】
＊喉のあたりの滞りを美のエネルギーに　LTOE【ネックレスオブビューティー】

♡時には直感に従い行動してみよう ·96
＊エンジェルカードを引くときやエンジェル界と繋がる
注:テストしてから使ってください。　PHI エッセンス【エンジェルオーキッド】
＊スピリチャルガイドと繋がる
注:テストしてから使ってください。PHI エッセンス【インスピレーションオーキッド】
＊エンジェル界と繋がる　LTOE【バイオレシアベリタス】

♡反対をされるからできない ·98
＊ぐずぐずする　DTW フラワーエッセンス【タンジー】
＊判断なしに聞く、真に伝える　アラスカンエッセンス【ツインフラワー】

♡許しと手放すこと ·100
＊相手を許し、手放す　パシフィックエッセンス【サラル】

♡直感の見極め方 ·102
＊直感力を高める
ヒマラヤンフラワーエンハンサーズ【クラリティ】チャクラセット
＊金銭的な心配　オーストラリアンブッシュフラワー【サンシャインワトル】

♡意地悪な心（いじめる側）との付き合い方 ·107
＊嫉妬や競争心で意地悪をしてしまう
オーストラリアンブッシュフラワー　【マウンテンデビル】
＊意地悪で嫌みぽく悪意の行動
オーストラリアンブッシュフラワー　【ラフブルーベル】

⑦章／恋愛でＨａｐｐｙになる

♡女性性を癒す ·110
不倫を終わらせたい
＊罪悪感を癒やす　オーストラリアンブッシュフラワー【スタートデザートローズ】
＊相手をコロコロ変える
オーストラリアンブッシュフラワー　【ウェディングブッシュ】
＊女性性の癒し　FES フラワーエッセン【グレース】
ボディークリームに混ぜて子宮あたりにすり込んでもいいです。

恋が終わったら ·111
＊失恋後　　　オーストラリアンブッシュフラワー【レッドスヴァフランジパニ】
＊失恋の心の痛み　　　DTW フラワーエッセン【ブリーディングハート】

♡過去の恋を癒したら結婚が決まる？ ·112
＊悲しみ手放して復活する　　　PHI エッセンス【ホーソーン】
＊ショックやトラウマから脱却
バッチフラワーエッセンス【スターオブベツレヘム】
＊お祝い　FES フラワーエッセンス【ベネディクション】注：エッセンシャルオイルとフラワーエッセンスの入ったオイルです。飲めません。
＊２人の絆を深める。コミットする
オーストラリアンブッシュフラワー【ウェディングブッシュ】
＊同じことを繰り返す　　　オーストラリアンブッシュフラワー【アイソポゴン】

♡何で私だけ彼氏ができないのか ·114
＊願望と本心の矛盾がおきている
オーストラリアンブッシュフラワー【ファイブコーナーズ】
＊心の奥の掃除　　　LTOE【ビーイングイングレイス】

♡パートナーとの関係は良好か ·116
＊セクシャリティを引き出し親密になる
パシフィックエッセンス【パープルマグノリア】
＊傷を癒し高い次元で２人を結びつける
ヒマラヤンフラワーエンハンサーズ【トラスト】
＊再び相手に興味を持つ
オーストラリアンブッシュフラワー【ブッシュガーデニア】
＊肉体への嫌悪　　　FES フラワーエッセン【マンザニータ】
＊肉体関係が恥ずかしい、肉体へのコンプレックス
オーストラリアンブッシュフラワー【ビリーゴートプラム】
＊パートナーとしっくりこない　性的エネルギーを健康に
LTOE【ラブズシークレット】
♡笑顔を忘れていないか ·119
＊笑顔になる　　　LTOE【ラッフィングバタフライ】
＊お風呂に入れる（飲用も大丈夫です）
星の多い夜にボートで浮かんでいるような気持ちになる
フローラコロナ【ダイアモンド】
緊張をとりストレスを和らげる　　　フローラコロナ【シルバー】
浄化　　　フローラコロナ【プラチナ】

グラウンディングやバランスを取り戻す　フローラコロナ【ゴールド】
よく眠るための準備　フローラコロナ【アメジスト】
次の日に目覚めよく起きる　フローラコロナ【サファイア】
リフレッシュ　フローラコロナ【シリカ】
活力を取り戻す　フローラコロナ【ファイヤーオパール】
肉体に暖かさを与える　安心感を感じる　フローラコロナ【カッパー】

♡インナーチャイルドを癒すと恋も上手くいく・121
＊インナーチャイルド　DTW フラワーエッセン【イブニングプリムローズ】
フローラコロナ【ビューティーレイ】
＊自己破壊的プログラムを手放す
アラスカンフラワーエッセンス【ダイオプサイド】
＊どんな現実も自分がつくり出していることに気づく
パシフィックエッセンス【アネモネ】

⑧章／自分の心を深く探求してみる

♡ネガティブなことに視点を合わせない・124
＊メディアの悪影響をとる　FES フラワーエッセン【チャパラル】
＊ショック、トラウマ　FES フラワーエッセン【ファイブフラワーフォーミュラ】
バッチフラワーエッセンス【レスキューレメディ】

♡自己否定・126
＊私にはできないと思っている
注：テストしてから使ってください。
PHI エッセンス【インサイド／アウトサイドカクタス】
＊私なんかと自己否定している　パシフィックエッセンス【ポリアンサス】
＊自己否定　自信を持つ　パシフィックエッセンス【バニラリーフ】
＊内面の美を発揮
注：テストしてから使ってください。　PHI エッセンス【ビューティーカクタス】
＊自分は醜いと感じる　PHI エッセンス【バードオブパラダイス】

♡自分に自信があるか・128
＊子供の頃褒めてもらわなかった　パシフィックエッセンス【カメリア】
＊低い自尊心　小さくなった自尊心
オーストラリアンブッシュフラワー　【ファイブコーナーズ】
＊創造性に対してのトラウマの解消
オーストラリアンブッシュフラワー　【ターキーブッシュ】
＊創造性を育む　パシフィックエッセンス【フッカーズオニオン】
＊揺るぎない自信　LTOE【ユニコーン】

♡心の中のシャドー（闇）と上手く付き合う・130
＊シャドーと向き合う　LTOE【シャドーワリアー】

♡個性を尊重して多様性を認めるのに大切なこと・132
＊他人の良い所をみるように助ける
パシフィックエッセンス【ハーベストリリー】
＊視野を広げる　パシフィックエッセンス【オックスアイデイジー】
＊他人をジャッジ（判断）してしまう
オーストラリアンブッシュフラワー【イエローカウスリップオーキッド】

♡ポジティブ思考はほんとうに必要か・134
＊〜しなければならないと思う
オーストラリアンブッシュフラワー【ハイパーシア】

⑨章／Ｈａｐｐｙ体質になるために哲学のことを考えよう
♡愛とは何か・136
＊内と外に愛の豊かさを生み出す
パシフィックエッセンス【ファイヤーウィード】
＊キリスト意識、仏陀意識と繋がる
オーストラリアンブッシュフラワー【シドニーローズ】
＊無条件の愛　アラスカンフラワーエッセンス【ヘアベル】

♡魂とは何か・138
＊今世の魂の目的にコミットする　LTOE【ボイスオブカレッジ】
＊子宮にいるときに授かった崇高な目的を達成する
ヒマラヤンフラワーエンハンサーズ【ウームウィズアビュー】
＊大人びた子供
オーストラリアンブッシュフラワー【リトルフランネルフラワー】
＊魂の浄化　LTOE【ピュリティーオブソウル】

♡自分の中の世界を変えると外の世界も変わる・140
＊魚座の花　身をゆだねる　ヒマラヤンフラワーエンハンサーズ【レットゴー】

♡死について・142
＊亡くなった人や動物にスプレーする　死への移行をスムーズに
オーストラリアンブッシュフラワー【ライケン】
＊生を手放し死への移行をスムーズにする
FES フラワーエッセン　【エンジェルズトランペット】

＊家族を亡くした後に　オーストラリアンブッシュフラワー【ブッシュアイリス】

♡生まれ変わりはあるのか（過去世について）・144
＊過去世のトラウマを癒す　オーストラリアンブッシュフラワー【ピンクムラムラ】
＊過去世の悪夢や恐怖を開放
オーストラリアンブッシュフラワー【グリーンスパイダーオーキッド】
＊過去世の恐怖のエネルギーが溜まる太陽神経叢の浄化
パシフィックエッセンス【ロードクロサイト】
＊過去世で自分が罪深いと感じていた　また犠牲を強いられた
パワーオブフラワーヒーリングエッセンス【パッションフラワー】
＊過去世のことがいろいろ出てくるときに
オーストラリアンブッシュフラワー【ドッグローズオブワイルドフォーシズ】
＊過去世で火あぶりになった　オーストラリアンブッシュフラワー【ムラムラ】
＊過去世の悲しみを癒す
オーストラリアンブッシュフラワー【スターデザートピー】
＊過去世の才能を思い出す
オーストラリアンブッシュフラワー【エンジェルソード】

⑩章／フラワーエッセンスを理解するために知っておこう

♡感情と身体に関わる食事のこと
きれいでいるための食事・161
＊消化を助ける　フローラコロナ【パパイヤ】
オーストラリアンブッシュフラワー【ポウポウ】

♡ダイエットをしている人の食事・163
＊色の波動を取り入れる　フローラコロナ【カラーエッセンス 12 本】
＊デトックス　LTOE【インターナルクレンジング】
＊ダイエットするのを諦めない
オーストラリアンブッシュフラワー【ケイポックブッシュ】
＊痩せたいと思っているのに潜在意識では太っているほうがいいと思っている
オーストラリアンブッシュフラワー【ワイルドポテトブッシュ】
＊美しくバランスのとれた体　スターエッセンス【パーフェクトウェイト】

♡食べ物でアンチエイジング・165
＊若返り　フローラコロナ【イリマ】
＊年齢不詳の輝き　DTW フラワーエッセンス【エイジレスラスター】
＊肌を美しく　化粧品に混ぜてもいいです。LTOE【リニューイングライフ】

♡チャクラとは何か
7つのチャクラ ·174
＊チャクラキット　ヒマラヤンフラワーエンハンサーズ【チャクラセット】

♡自然霊（エレメンタルガイスト）·177
＊自然霊と繋がる　パシフィックエッセンス【バイバーナム】
LTOE【ナルニアスファグナムモス】
＊あらゆる生命体とテレパシーを助ける
オーストラリアンブッシュフラワー【グリーンスパイダーオーキッド】

⑪章／女の子悩みベスト6

♡失恋から立ち直るためにエネルギーコードを切る ·182
＊エネルギーコードを切る
オーストラリアンブッシュフラワー【エンジェルソード】
＊過去の人を思い続ける　バッチフラワーエッセンス【ハニーサックル】

♡いつも不安感が強く、心配をしてしまう ·189
＊あらゆる不安や恐れ　FES フラワーエッセン　【フィアレス】
PHI エッセンス【メドウガーリック】
＊原因の分からない不安　バッチフラワーエッセンス【アスペン】
＊出産時、幼児期の傷を癒す
アラスカンフラワーエッセンス【レディーストレシス】

♡等身大の自分を愛する ·191
＊自分を愛する　LTOE【スピリットオブザハイヤーハート】
LTOE【スピリットオブザハイヤーハート 24K ゴールド】

♡他人が信じられない ·193
＊人間関係を深める　パシフィックエッセンス【パーリーエバーラスティング】

♡怒らず自分の気持ちを伝えたい · 195
＊衝突しないで対立を解消　パシフィックエッセンス【アラムルート】

【参考文献】

「大自然からの贈り物　こころと体を癒す世界のフラワーエッセンス」（ネイチャーワールド）
「オーストラリア・ブッシュ・フラワーエッセンス」イアン・ホワイト著　（フレグランスジャーナル社）
「オーストラリア・ブッシュ・フラワー・ヒーリング」　イワン・ホワイト著（中央アート出版社）
「蘭のフラワーエッセンス」　ドン・デニス著　（フレグランスジャーナル社）
「なりたい自分になれるフラワーエッセンス」　Dr. テリー・ウィラード著（総合法令出版）
「フローラ・コロナ」　ワークショップ資料　（ナチュラ）
「花の力で癒す　バッチフラワーエッセンス事典」　ゲッツ・ブローメ医学博士著（東京堂出版）
「FES Quintessentials フラワーエッセンス・ハンドブック」（フラワーエッセンス普及協会発行）
「Ｄｒ．バッチのフラワー療法」　ジュレミー・ハーウッド著　（産調出版）
「エドワード・バッチ著作集」　エドワード・バッチ著　（BAB ジャパン）
「バッチの花療法　その理論と実際」　メヒトヒルト・シェファー著　（フレグランスジャーナル社）
「エドワード・バッチ　心を癒す花の療法」　ノラ・ウィークス著　（中央アート出版社）
「バッチフラワーレメディ　テキストブック」　白石由利奈著　（日本フラワーレメディセンター）
「エナジー・メディスン」　サビーナ・ペティット著　（中央アート出版社）
「コルテ・フラワーエッセンスの癒しの世界」　アンドレアス・コルテ著　（フレグランスジャーナル社）
「医師が教えるフラワーエッセンスバイブル」　中村裕恵著　（河出書房新社）
「フラワーエッセンス・レパートリー」　リチャード・キャッツ、パトリシア・カミンスキ（BAB ジャパン）
「天使たち　妖精たち」　ルドルフ・シュタイナー著　（風濤社）
「精霊」　ウィリアムブルーム　（日本教文社）
「フィンドホーンの魔法」　ポールホーケン　（太陽出版）
「神智学大要　全５巻」　A・E パウエル編著　（出帆新社）
「バイブレーショナル・メディスン」　リチャード・ガーバー著　（日本教文社）
「癒しの光」（下）　バーバラ・アン・ブレナン著　（河出書房新社）
「光の手」（上）　バーバラ・アン・ブレナン著　（河出書房新社）
「超スピリチャル次元　ドリームタイムからのさとし」　ウィリアム・レーネン／よしもとばなな共著　（徳間書店）
「オーラ・ヒーリング」　スーザン・シュムスキー著　（徳間書店）
「魂のチャート」　ホセスティーブンス／サイモン・ワーウィック・スミス共著（ナチュラルスピリット・パブリッシング80）
「体内リズムダイエット」　クロード・ショーシャ　（永岡書店）
「オーガニックベース　マクロビオティックと暮らす」　奥津典子著　（ビジネス社）
「女性のためのナチュラル・ハイジーン」　松田麻美子著　（グスコー出版）
「引き寄せの法則」　エスター・ヒックス／ジュリー・ヒックス著　（ソフトバンククリエイティブ）
「怒らないこと２」　アルボムッレ・スマナサーラ著　（サンガ新書）

著者略歴

河津 美希（かわず　みき）

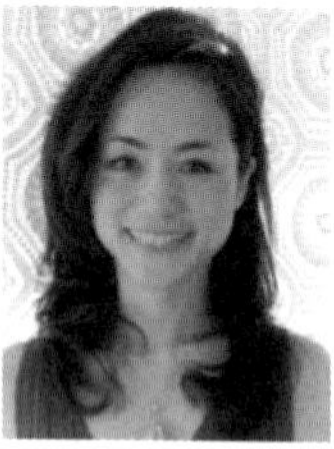

Baby Blue Eyes 代表
証券会社勤務、クリスチャンディオール名古屋店・銀座店勤務を経て独立。
現在はフラワーエッセンスカウンセラー、セミナー講師。アクセサリ－のデザイン制作も手がける。フラワーエッセンスのカウンセリング数は６年間で２０００件を越える。名古屋、大阪、東京で活動

ブログ　http://profile.ameba.jp/happy1happy2happy3/
ＨＰ　http://babyblueeyes.chu.jp
メール　happy.happy.happy@mac.com
facebook http://www.facebook.com/miki.kawazu
twitter http://twitter.com/mikikawazu

愛と喜びに包まれる「フラワーエッセンス」

2012年８月23日 初版発行　2021年10月20日 第３刷発行

著　者　河津　美希　©Miki　Kawazu
発行人　森　忠順
発行所　株式会社 セルバ出版
〒113-0034
東京都文京区湯島１丁目12番６号 高関ビル５Ｂ
☎ 03（5812）1178　FAX 03（5812）1188
https://seluba.co.jp/
発　売　株式会社 創英社／三省堂書店
〒101-0051
東京都千代田区神田神保町１丁目１番地
☎ 03（3291）2295　FAX 03（3292）7687

印刷・製本　株式会社 丸井工文社

Printed in JAPAN
ISBN978-4-86367-087-7